摂食障害の子どもたち

家庭や学校で早期発見・対応するための工夫

髙宮静男 著
たかみやこころのクリニック院長
日本摂食障害学会功労会員

子どものこころの発達を知るシリーズ

09

合同出版

シリーズ「子どものこころの発達を知るシリーズ」は、まずは親、教師、地域の保健福祉の担当者、そしてプライマリケアを担う小児科医をはじめとする子どもの心の健康を身近で支え、子どもの心の諸問題に最初に関わることになる大人たちに、精神疾患やその関連領域の問題に関するバランスのよい情報を提供する目的で企画されました。

本シリーズは、疾患や問題の概念を現在世に流れているような誤解や偏見から解き放ち、正しく中立的な概念をわかりやすく提供し、定義、診断、治療・支援、予後など、それらの全体像を知ってもらう手助けとなることを目指します。

とりわけ身近な大人たちが、自分に何ができるか、何をなすべきかについて考え始めるきっかけとなるようなシリーズになったら素晴らしいと思っています。

シリーズ監修者　齊藤万比古

はじめに

2015年度から母子の健康推進を向上させるための国民運動計画である「健やか親子21（第二次）*」（厚生労働省）が始まっています。

国民運動計画の基盤課題のひとつとして、学童期・思春期から成人期に向けた保健対策が示され、健康水準の指標として、児童・生徒における痩身傾向児の割合が挙げられています。それによると、2013年度の割合は2・0%であったため、5年後の目標を1・5%、10年後の目標を1・0%として、やせている子どもたちを減らす目標を掲げています。

2001年度から2014年度まで実施された第一次計画の結果によると、小学校6年、中学校3年では不健康のやせが増加傾向にあることがわかりました。加えて、神経性やせ症（報告では、思春期やせ症）の顕在化する時期が小中学校の時期へと低年齢化している可能性を示唆し、やせ防止に対する施策を重要視しています。

子どもの頃からやせが続き、結果として、やせた状態で低体重児を出産して、

*健やか親子21（第二次）ホームページ
sukoyaka21.jp

次世代へその影響があるとすれば、それはゆゆしき問題です。文部科学省（文科省）はおろそかになりがちな朝食の重要性を指摘しています。* 一日の食事の中で給食だけがバランスのとれた栄養源という話を教育関係者から聞くこともあります。日本学校保健会が２００８年に実施した調査では「やせたい」と思うと回答した児童が女児では46％と報告されています。* ２０１８年の兵庫県のある中学校の調査では、40％の女児が「体重を減らしたい」と答えています。* 成長期の体重減少の危険性について正確な知識がないことがうかがわれます。

　また、２００９年には「学校保健法」が「学校保健安全法」に改正されました。心身に関する健康相談、保健指導に対し、養護教諭を中心とした、学校医を含めたチームで組織的に実施することが求められるようになりました。さらに、保健室や学校と地域の医療機関との連携が重要視されています。

　子どものメンタルヘルスを守るためにも、食べることに関する健康教育、保健教育*はいつの時代でも求められていると実感します。食べることが心身ともに深刻な問題となる摂食障害の子どもたちには、特に注意を向ける必要があるようです。

　摂食障害は、病院やクリニックでの治療に加え、生活の場である家庭や学校で

＊**早寝早起き朝ごはん：**http://www.mext.go.jp/a_menu/shougai/asagohan/

＊**財団法人日本学校保健会：**平成18年度児童生徒の健康状態サーベイランス事業報告書、日本学校保健会、p45、２００８。

＊未発表のデータより。

＊**保健教育：**高校の学習指導要領が改定され、摂食障害が保健の授業で取り上げられることになった（１０７ページ参照）。文献第４章の７）

の支援がとりわけ重要な疾患です。摂食障害は病状が進行すると、治療や支援が極めて困難になります。早期発見、早期対応・支援が不可欠で、家庭や学校などでは毎日の生活の中で多くの支援の工夫が必要になります。

本書では一般の方々に理解しておいてほしい摂食障害の子どもたちに関する基本的知識、チームとしての支援方法に加え、家族や学校が摂食障害の子どもたちにできる支援、摂食障害の子どもたちと生活をともにしている家族への支援についても述べています。急がれる場合は、気づきのポイントや症例などからお読みいただいてもよいかもしれません。

また、学校・医療、地域の関係者がチームとして支援する際の考え方と実際を紹介したことも、本書の特徴と言えるかもしれません。子どもの摂食障害の入門書として、理論面を最小限にして具体的で役に立つ実践方法を数多く紹介することに心がけました。摂食障害に関わる多く方々の参考になれば望外の喜びです。

たかみやこころのクリニック院長

髙宮靜男

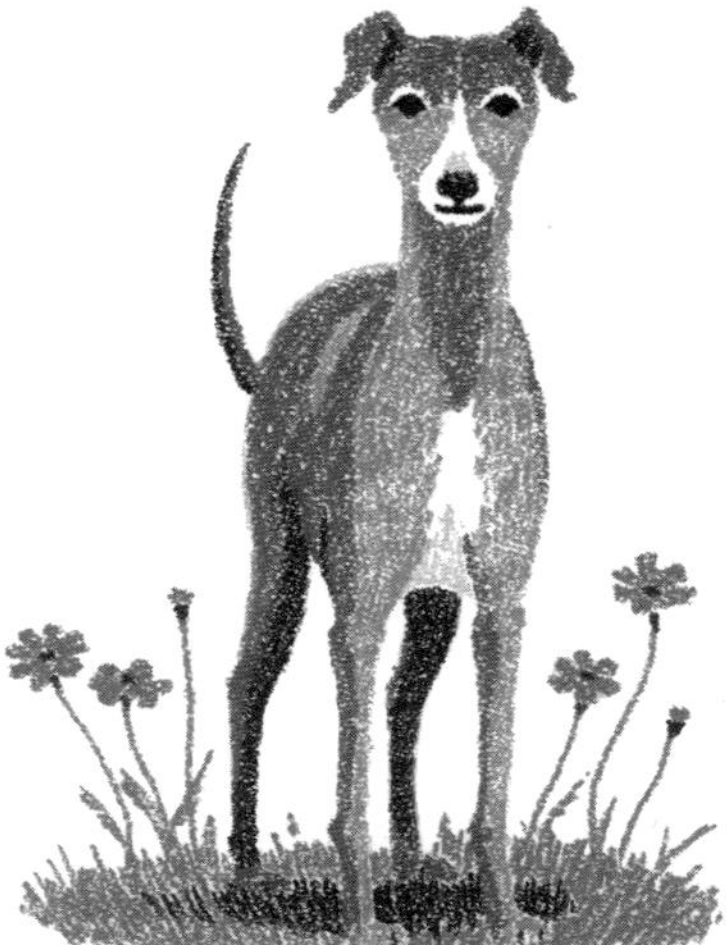

第5章　入院治療におけるチーム支援

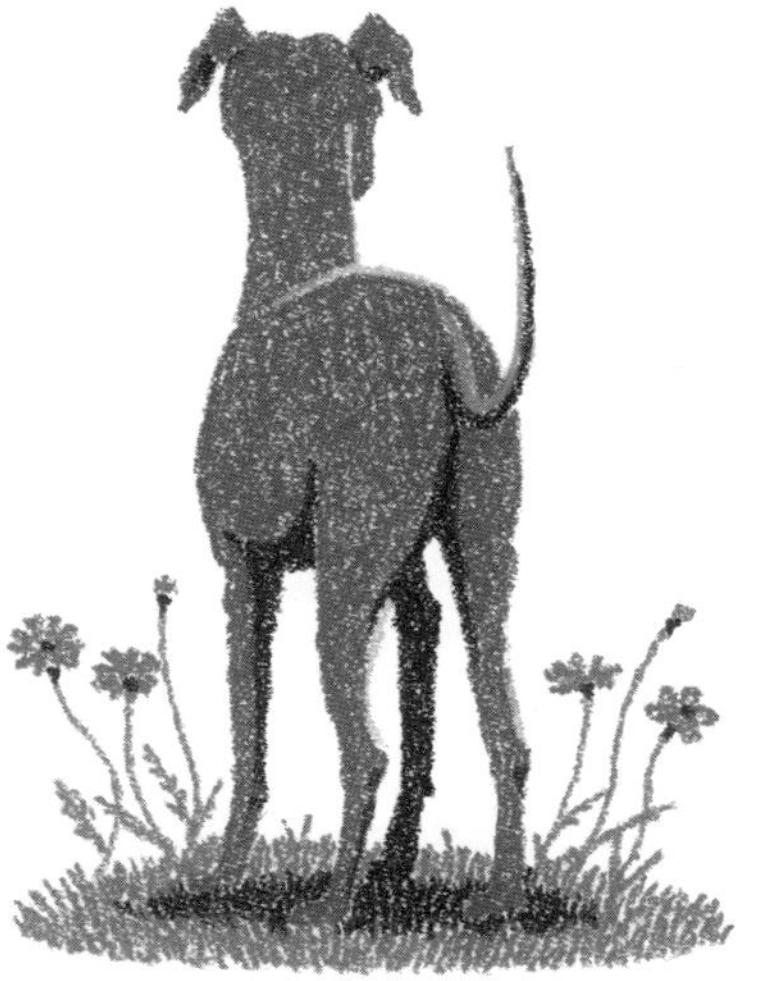

第１章

摂食障害とは

1 摂食障害の症状や特徴

1）拒食症・過食症とは

摂食障害はこれまで拒食症や過食症と呼ばれ、自分の意思で食べることを拒否したり、過食して嘔吐したりする病気で、特別な疾患と考えられてきました。

拒食症、過食症という名称自体、否定的なニュアンスを持つ誤解を受けやすい言葉ともいえます。「おなかがすくのは本能だから、食べられないわけはない。こころの問題だから、気持ちをしっかり持てば食べられる。満腹になれば食べることはやめられるはずだ。止まらないはずはない。単にわがままで食べないだけ」と誤解している人たちもいます。

実際は、不安や恐怖から食べられなくなったり、食べるのがやめられなくなったりと自分の意思ではどうにもならない状態に陥ります。ごく普通の小中学生にもみられ、誰にでも生じる一般的な病気（common disease）と言われてきています。

やせている子が周りにいても、運動も、勉強も頑張っている姿を見て、学校で

表1－1　摂食障害の子どもたちの臨床的特徴

1	拒食（不食）とやせが主症状の症例が多い
2	ダイエットの既往がない症例も少なくない
3	腹痛、嘔気などの身体症状を伴いやすい
4	抑うつ症状を合併しやすい
5	不登校などの不適応行動や神経症症状が重なりやすい
6	成熟拒否や同一性をめぐる思春期葛藤が明らかではない
7	過食、隠れ食い、盗食などの食行動異常が目立たない
8	肥満恐怖、身体像の障害、やせ願望が明らかではない
9	神経性やせ症から神経性過食症への移行例は、青年期より少ない
10	子どもの摂食障害は急激に重篤な状態に陥りやすい
11	症状は飢餓による影響を受けやすい

傳田健三を改変：学校における摂食障害の対応―子どもの摂食障害　西園マーハ文編、摂食障害の治療（専門医のための精神科臨床リュミエール28）、中山書店、２０１０：１３０－１３８

も家庭でも、さほど深刻にとらえず、「元気に活動しているから大丈夫」と思われがちです。運動部の世界でも、やせを問題視せず、コーチにも「生理が止まってこそ一人前」といった考えを持つ人もいるようです。実際、日本産婦人科学会と国立科学スポーツセンターの共同調査では、一般の大学生の無月経の割合は2・4%に対して、持久系（中・長距離など）の女子選手の割合は21・7%と非常に高い値を示しています。[1)]

学校現場でも正確な知識を持っている教師の割合は少なく、保護者もなぜ自分の子がこうなってしまったのかと、理解ができず混乱することが多いようです。

このように摂食障害は心と身体の状態を周囲にあまり理解されないため、子どもたちはきつく叱られ、支援も間違った方向にいくことがしばしばみられ多くの子どもが孤立無援のまま放置されてきたと言ってよいでしょう。

摂食障害の子どもたちにはやせ願望、肥満恐怖、身体像のゆがみ*が明らかでない場合もあり、ダイエットの経験がない場合も少なくありません（表1－1）。

成熟拒否や自我同一性*を巡る思春期特有の葛藤がはっきりしませんが、抑うつ症状*、強迫症状*、不安症状、恐怖症状、不登校などを併存しやすいようです。腹痛や腹部の不快感などの身体症状を訴えることもしばしばあります。隠れ食い、盗食などの食行動異常は目立ちませんが、まったく食べられない、飲めなくなる

＊身体像のゆがみ：自分の体型や体重に関して、客観的に見た印象や数値と異なる印象を持っていること。

＊自我同一性：自分を形成していく過程において、「自分とは何者だ、これが本当の自分だ」という実感のこと。

＊抑うつ症状：気分が落ち込んで活動をできない状態であり、そのため思考、行動、感情、幸福感に影響が出ている状況のこと。

＊強迫症状：自分の意思に反して何度も考えてしまったり繰り返し行動してしまう症状。

図１－１　摂食障害の脳機能

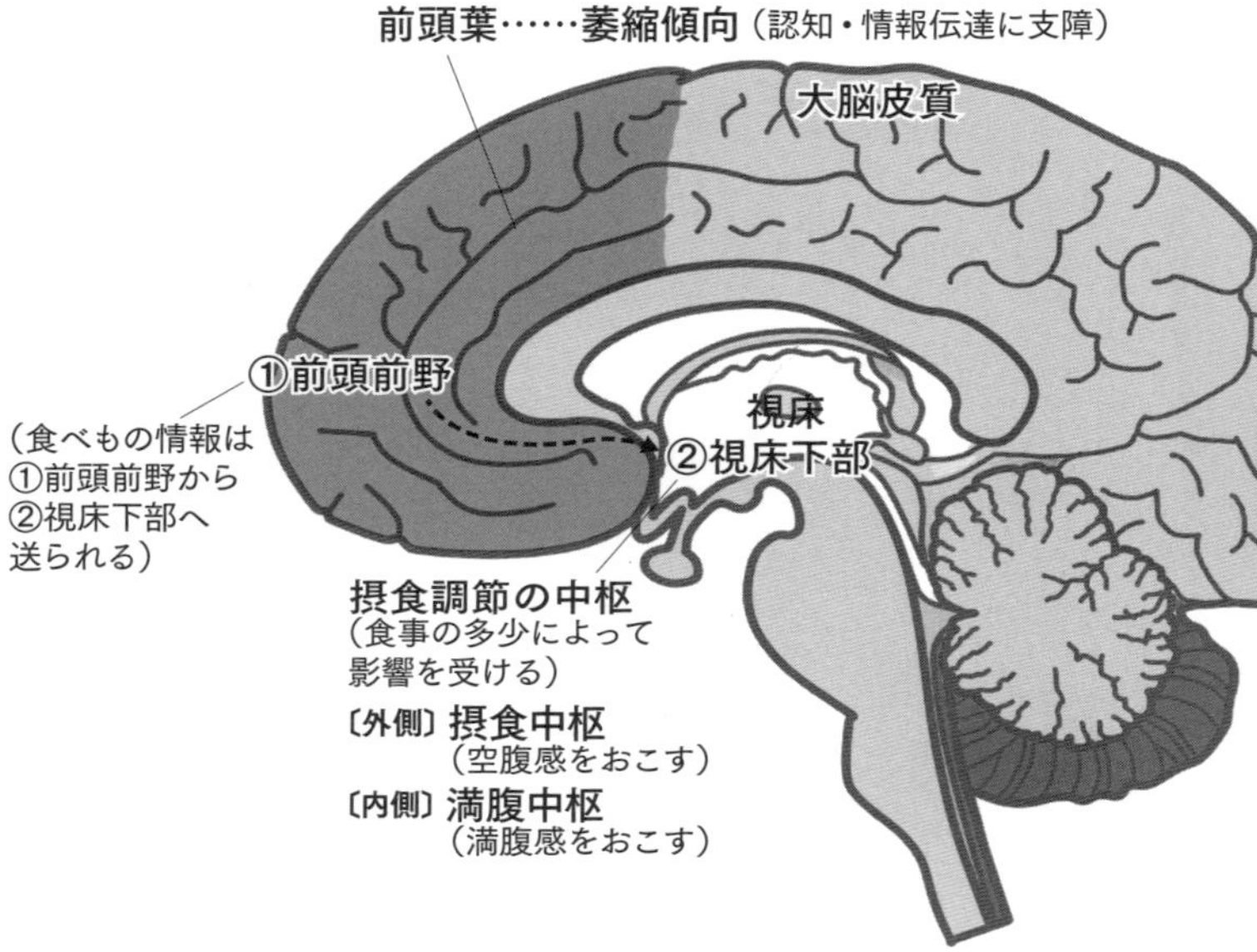

神経性やせ症摂食制限型において、脳機能画像技術によって脳異常がわかってきました。これらの所見が、低栄養に関連した変化を反映しているのか、神経性やせ症摂食制限型に関連する一時的な異常を反映しているのかは明確ではありません[①]。

摂食障害の子どもたちは前頭葉や視床下部が結果的に機能不全を起こしていると考えられます。さらに、多くの身体からの情報が脳に作用することにより、摂食調節がなされていることがわかっています。

初期の治療過程で、１日３回なり、成長に必要な量を規則正しく食べる練習をして、摂食中枢や満腹中枢の機能回復を目指すことが必要です。

その他に重要な領域として、不安に関わる「扁桃体」、報酬系の「側坐核」、内受容性知覚に関与する「島」がいわれきています[②]。

こともあります。

臨床の場では、摂食障害の小学生は体重低下、脱水、肝機能障害など身体症状の変化が予想以上に早く、入院時期を誤るとまたたくまに生命が危うくなるほど重症化し、入院説得に困難を極めることもあります。

このような状況下では、精神科のみでは限界がありますし、一般小児科では子どもたちの精神症状、行動や発達の問題、家族の問題など課題が多岐にわたるため、手に余ることも多いと思われます。そこで必然的に連携が必要となり、多職種によるチーム医療も必要です。*

図1－2に示すように、摂食障害になった子は頭のてっぺんから足の先までさまざまな症状が出現します。

- 空腹感や満腹感の欠如
- 腹部膨満《ぼうまん》感*
- 便秘*
- 食後不快感*
- 味覚障害*

*第5章参照。

***腹部膨満感**：おなか中すべて胃のような気がして苦しい、少ししか食べていないのにおなか中に食べ物が入った気がする。

***便秘**：食事が摂れていないため、排出する便がない。

***食後不快感**：がまんできないくらいの気持ち悪さ。

***味覚障害**：薄さ・濃さ、からさ・甘さの感じ方が変わる。

***顔色が悪い**：透き通るような白さ。

***手足が冷たい**：握手するとビクッとするような冷たさ。

***表情が乏しい**：笑わなくなる。

***徐脈**：非常にゆっくりで弱い。支援者の脈と比べてみるとよくわかる。睡眠時の触診では、脈が止まっているように感じる。

- 顔色が悪い*
- 手足が冷たい*
- 表情が乏しい*
- 徐脈*
- 動悸《どうき》*
- 皮膚の乾燥*
- むくみ*
- 筋力低下*
- 産毛の増加*
- 無月経など

また、検査では脱水*、低血糖*、低血圧、肝機能異常*、低張尿、脳萎縮、不整脈、低体温、腹水、心嚢《しんのう》液貯留、甲状腺ホルモンの低下、脂質代謝の乱れ*、筋肉崩壊*、骨代謝の低下*、骨密度の低下、側弯《そくわん》などが認められます。

特に、子どもにとって危険な症状は、脱水と低血糖、徐脈です。最終的に、筋肉がほとんどなくなり立てなくなったり、動けなくなったり、呼吸ができなくなったりすることもあります。

＊動悸：突然動くと脈が1分間に50回上昇することもある。

＊皮膚の乾燥：潤い、しっとり感を失う、ざらざらしている。

＊むくみ：太っていると勘違いしやすい、数kgの変化がみられることもある。

＊筋力低下：階段が上りにくくなる。

＊産毛の増加：背中や腕。

＊脱水：血中ＢＵＮ（尿素窒素）値の上昇、尿比重上昇。

＊低血糖：血中グルコース値の低下。

＊肝機能異常：血中ＡＳＴ（アスパラギン酸アミノトランスフェラーゼ）、ＡＬＴ（アラニンアミノトランスフェラーゼ）値の上昇、ＣｈＥ（コリンエステラーゼ）値の低下

＊脂質代謝の乱れ：血中コレステロール値の上昇。

＊筋肉崩壊：血中ＣＫ（クレアチンキナーゼ）値の上昇。

＊骨代謝の低下：血中ＡＬＰ（アルカリフォスファターゼ）値の低下。身長の伸びの指標にもなる。

図１－２　身体への影響

【不食時】（やせ：低栄養、脱水、低体温）……餓死の危険も常に存在
……身体は省エネ運転／急激な栄養負荷・水分補給は危険（中心静脈栄養）

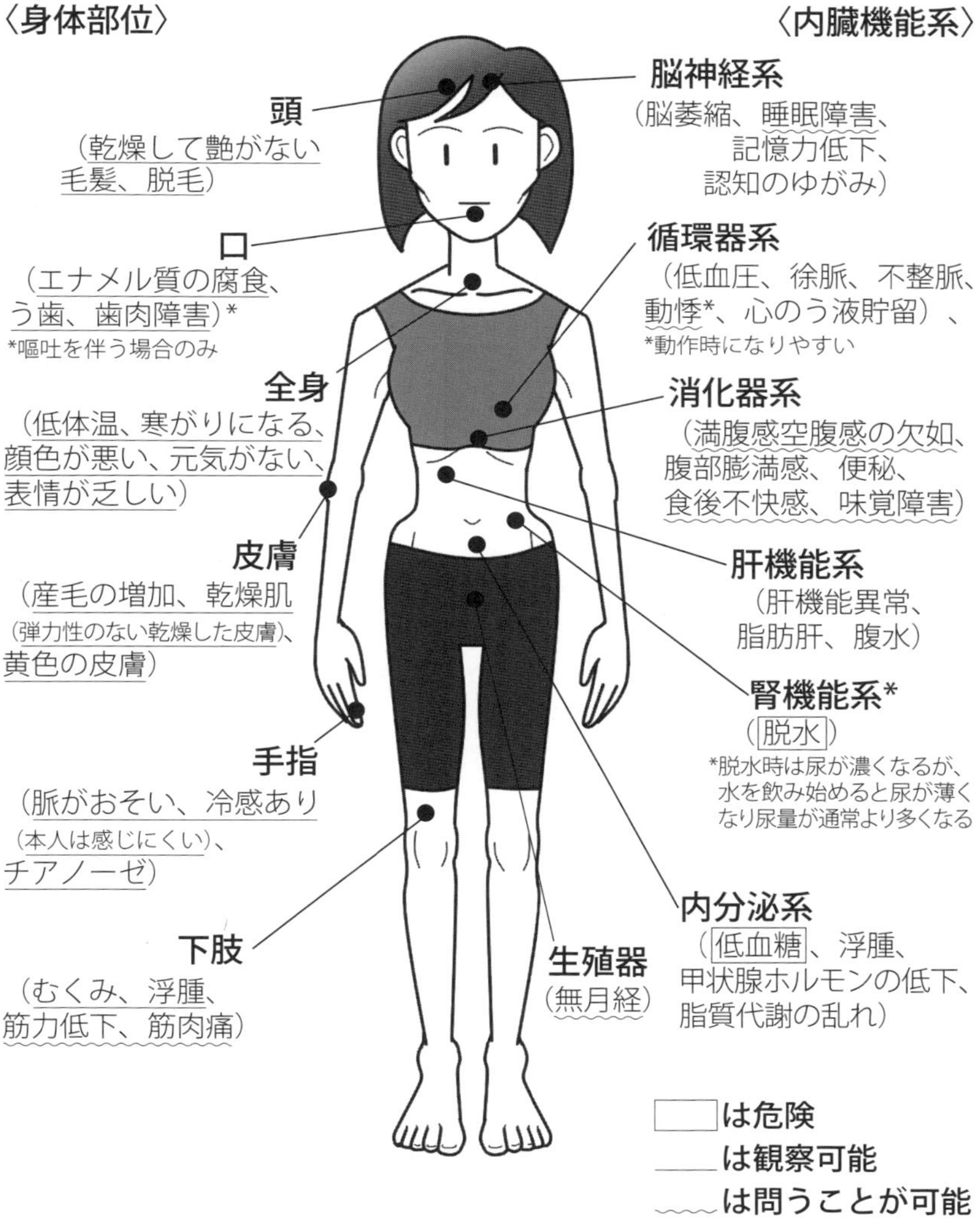

出典）渡邉久美、髙宮静男、岡田あゆみ　ほか：摂食障害の子どものこころと家族ケア～保健室でできる早期介入～、増補改訂版、p20、2018

成長期にかかると、身体にも深刻な影響が続きます。例えば、身長が伸びなくなります。初経などの二次性徴が遅れます。子宮や卵巣が小さいままで育たなくなることもあります。将来の出産にも影響を与えます。骨密度が低下し、骨が弱くなります。疲労骨折も生じやすいですし、骨折しても回復に通常より時間がかかります。長期に続くと、骨粗《こつそ》鬆症《しょうしょう》になります。

2）摂食障害と飢餓

健康な成人男性を対象にした、飢餓の心身への影響を調査した実験（ミネソタ飢餓実験）がかつてアメリカで行われたことがあり、身体面や精神面での大きな影響が報告されています。[2] 食事の摂取カロリーを約半量にする生活が6カ月行われたのですが、健常者も飢餓状態に置かれると、摂食障害と同じ思考や行動上の問題が起こりうることを示しました。通常は飢餓状態から回復していくと、摂食障害と同様な思考や行動上の問題は改善していきますが、改善しない場合もあります。

実際、子どもは食事を始め体重が増えると共に、やせや食事に対するとらわれは軽減していきます。子どもでは、飢餓の影響を受けやすいため飢餓の改善がまず必要で、食事を少しずつ摂り始めるリハビリが求められます。

3）上腸間膜動脈（SMA）症候群

るい痩の著しい子どもが食後に急激な痛みを感じる場合、上腸間膜動脈（SMA）症候群を疑う必要があります。SMA症候群は、やせで内臓脂肪が著しく少なくなったため、食事を摂取したとき、食物が十二指腸に入ると十二指腸水平脚が大動脈と上腸間膜動脈に挟まれ、狭窄《きょうさく》や閉塞が生じ腹痛や嘔吐が生じる症候群です。救急外来に受診して初めて発見されることもあります。

症例1　**上腸間膜動脈（SMA）症候群の12歳女児（小6）**

6年生になってから、「ぽっちゃりしてる」と言われ、母からダイエットを勧められ、おやつを抜き次に給食を減らし始め、朝も食べずに学校へ行くようになりました。「ダイエットが成功してるね」と、母から言われ、喜んでいました。

夏休み前に一緒にお風呂に入ったとき、あばら骨が見え、やせの進行に母はびっくりし、「これ以上やせたら危険」と本人に話しました。本人も次の

＊この本で紹介した症例は複数の症例を組み合わせた架空の症例です。

日いつもの3倍くらい食べました。すると、突然腹痛が起こり、泣き叫ぶため救急外来を受診しました。腹部エコーを撮ったところ、十二指腸が狭窄《きょうさく》していることがわかり、「SMA症候群」と診断されました。入院して少しずつ摂食量を増やし、回復に向かいました。

〈ポイント〉食べていない期間が続くときに大量に食べると、急激な腹痛が生じます。ゆっくりと食事量を戻すことが必要です。

2 診断基準（病態と診断基準）

診断の際には米国の精神医学会から2013年に出版されたDSM-5*の診断基準が利用されることが多いようです。[3] DSM-5によると、摂食障害は異食症（Pica）、反芻《はんすう》症、回避・制限性食物摂取症（ARFID）、神経性やせ症（AN）*、神経性過食症（BN）*、過食性障害（BED）に主に分類されます。その中でも、回避・制限性食物摂取症と神経性やせ症が子どもでは圧倒的に多く、中学生後半くらいから神経性過食症が現れます。回避・制限性食物摂取症、神経性やせ症が

＊DSM-5：Diagnostic and Statistical Manual of Mental Disorders, Fifth Edition 精神疾患の診断・統計マニュアル第5版、医学書院。

＊AN（Anorexia Nervosa＝神経性やせ症）：第2章参照。

＊BN（Bulimia Nervosa＝神経性過食症）：第3章参照。

回復する過程で過食性障害や神経性過食症の診断基準を一時満たすこともあります。また、回避・制限性食物摂取症、神経性やせ症から過食性障害や神経性過食症へ移行することもあります。

このように摂食障害は、さまざまな疾病、症状の総称で、個人差、年齢差、男女差、生育環境などによって多様な状態で現れます。

小中学校では、毎年健康診断があり、神経性やせ症、回避・制限性食物摂取症は体重減少があり気づきやすいと思います。過食性障害、神経性過食症では体重減少はみられませんので見逃されやすいのです。

WHOが中心となって検討しているICD－11*の診断基準では、神経性やせ症、神経性過食症、過食性障害、回避・制限性食物摂取症はほぼ同じ診断基準ですが、例えば、神経性やせ症では、顕著な低体重を伴う制限型（BMI《ビーエムアイ》*18・5から14・0kg／㎡、子どもでは年齢別BMIパーセンタイル*が5から0・3）、危険な低体重を伴う制限型（BMI14・0未満、子どもでは年齢別BMIパーセンタイルが0・3未満）、などを記載してより具体的な基準を示しています。[4]

また、子どもの摂食障害の診断基準としてGreat Ormond Street Criteria[5]（GOSC）があり、詳細な分類分けが可能になっています。子どもの摂食障害の診断基準のGOSCの分類は28ページ表1－5の通りです。

***ICD－11：**International Classification of Diseases 11th Revision の略で、世界保健機関（WHO）が公表している国際疾病分類の第11回改訂版。

***BMI（ビーエムアイ＝Body Mass Index）：**ボディマス指数とは、体重と身長の関係から算出される、ヒトの肥満度を表す体格指数である。BMI＝体重（kg）／身長（m）×身長（m）

***BMIパーセンタイル：**日本小児内分泌学会のホームページ http://jspe.umin.jp/medical/taikaku.html を参照。同じ年齢の子ども100人を体重の低い方から高い方に並べた場合、5パーセンタイルは低い方から高い方に数えて5番目にあたる体重を意味している。

1）異食症

異食症（Pica）は、非栄養物質（土、紙、消しゴム、石けん、絵の具、毛髪、生の調理材料など）を食べることが少なくとも1カ月続き、発達水準からみて不適当であり、文化的に容認される習慣ではないことが診断する条件としてあげられます。

異食症は、自閉スペクトラム症*、知的発達症（知的能力障害）*、正常発達の人にも生じます。また身体的合併症を生じることがあります。例えば、髪の毛を食べると、胃の中で消化されず石灰化されるため、毛髪摂取が続くと最終的には手術で取り出す必要が生じます。

＊自閉スペクトラム症：136ページ参照。

＊知的能力障害は最近の日本語表記では、知的発達症と呼ばれるようになった。

2）反芻《はんすう》性障害

反芻性障害は、食べものの吐き戻しおよび噛み直しを少なくとも1カ月繰り返します。これは、消化器系、一般身体疾患によるものではありません。食べものの吐き戻しは大きな努力なくおこなわれ、吐き気もありません。嘔吐や逆流性障害*との鑑別が必要です。知的発達症（知的能力障害）の有無にかかわらず生じ、不安への対処や情緒調整の役割を果たすこともあります。

＊逆流性障害：胃の内容物が食道に逆流することによって、さまざまな不快感や飲み込みにくさを訴える疾患の総称。

3）神経性やせ症（AN）

神経性やせ症はカロリー摂取を極端に制限するため、標準に比べて著しく低体重になります。極端な低体重にもかかわらず体重増加に対する強い恐怖がみられ、体重増加を妨げる行動が持続します（表1－2）。

身体が深刻な状態という認識が乏しく、自己評価が体重や体型に過剰に影響されます。子どもでは、カロリー制限・過剰運動によって体重減少を図る「摂食制限型（AN－R）」が多く、過食・排出型（AN－BP）は比較的少ないようです（表1－3）。

4）神経性過食症（BN）

神経性過食症は一定の時間内で、客観的に見て大量の食べ物を食べることを繰り返し、食べ物の種類や量などをコントロールできない感覚に陥ります。また、体重増加を防ぐための不適切な代償行動（自己誘発性嘔吐、下剤・利尿剤・薬剤の乱用など）を伴います。自己評価が体重や体型に過剰に影響されます。神経性やせ症過食・排出型との違いは、体重が正常の下限を上回ることです。

表1－2　神経性やせ症の診断基準（DSM－5）

A	必要量と比べてカロリー摂取を制限し、年齢、性別、成長曲線、身体的健康状態に対する有意に低い体重に至る。有意に低い体重とは、正常の下限を下回る体重で、子どもまたは青年の場合は、期待される量低体重を下回ると定義される。
B	有意に低い体重であるにもかかわらず、体重増加または肥満になることに対する強い恐怖、または体重増加を妨げる持続する行動がある。
C	自分の体重または体型の体験の仕方における障害、自己評価に対する体重や体型の不相応な影響、または現在の低体重の深刻さに対する認識の持続的欠如

5）過食性障害（BED）

過食性障害も過食エピソードを反復しますが、神経性過食症でみられるような代償行動は伴いません。過食に関して強い苦痛があるのに自分をコントロールできず、空腹でなくても食べたり、苦しくなるまで大食したり、異常な速さで食べたり、食後に自己嫌悪・抑うつ・罪責感におそわれます。

6）回避・制限性食物摂取症（ARFID）

回避・制限性食物摂取症は「食べて気持ち悪くなるのが不安」「食べることに興味がない」「食べたらのどに詰まらせる」などの理由（食べ物への関心のなさ、感覚上の理由、食物摂取の結果に対する恐れ）で食べものを避けるため、著しい体重減少や栄養不良にいたります。

神経性やせ症、神経性過食症とは異なり、体重や体型に対する偏った認知や病的なこだわりのないことを特徴とします。また、神経性やせ症は、初期にはやせ願望、肥満恐怖、身体像の障害は明らかでなく、腹痛、胃部不快感などの身体症状を訴えることもしばしば経験します。そのため、神経性やせ症との鑑別や神経性やせ症に回避・制限性食物摂取症が先行する可能性に注意を要することがあり

表1-3　神経性やせ症の下位分類

制限型 AN-R	この３ヶ月において過食や排出行動（自己誘発性嘔吐、下剤や利尿剤、浣腸剤の誤用）を繰り返していない。
過食／排出型 AN-BP	この３ヶ月において過食や排出行動（自己誘発性嘔吐、下剤や利尿剤、浣腸剤の誤用）を繰り返している。

ます。表1－4は神経性やせ症と神経性過食症、過食性障害、回避・制限性食物摂取症の主な特徴や概念を比較したものです。

GOSC（表1－5）では、神経性やせ症、神経性過食症、食物回避性情緒障害、選択的摂食、制限摂食、食物拒否、機能的嚥下障害と他の恐怖状態、広汎性拒絶症候群、うつ状態による食欲低下に分類されています。

食物回避性情緒障害は不安、恐怖、抑うつ、強迫などの感情が先に立ってしまい食べものを回避する症状、選択的摂食は限定された食べもののみを摂取する症状、制限摂食は食事に興味を示さず、量を多く摂らない症状、食物拒否はたとえば学校では食べないが家では食べる症状、機能的嚥下障害と他の恐怖状態は飲み込み、嘔吐、喉がつまる恐怖により食べられない症状[14]、広汎性拒絶症候群は飲、食、歩、話やセルフケアに関することを頑なに拒否する症状、うつ状態による食欲低下は抑うつによる二次的な食欲不振症状を示します。

表1－4　「DSM－5の摂食障害」の概念のまとめ

	体重減少	過食エピソード	代償行為	体重・体型に対する認知のゆがみ
神経性やせ症	○	－／○*	－／○*	○
神経性過食症	－	○	○	△
過食性障害	－	○	－	－
回避・制限性食物摂取症	○	－	－	－

－／○*：摂食制限型／過食・排出型

表１－５　摂食障害と摂食困難のタイプ分類の暫定基準（Great Ormond Street Criteria：GOSC）

① 神経性やせ症 （anorexia nervosa：AN）	頑固な体重減少（食物回避、自己誘発性嘔吐、過度の運動、下剤の乱用など） 体重・体型に対するゆがんだ認知 体重・体型や食物・食事への病的な没頭
② 神経性過食症 （Bulimia Nervosa：BN）	繰り返されるむちゃ食いと排出あるいは食物制限 制御できないという感覚 体重・体型に対するゆがんだ認知
③食物回避性情緒障害 （food avoidance emotional disorder：FAED）	食物回避 体重減少 気分障害 体重・体型に対するゆがんだ認知がない 体重・体型への病的な没頭がない 器質的疾患や精神病、禁止薬物の使用、薬の副作用ではない
④選択的摂食 （selective eating：SE）	少なくとも２年間続く狭い範囲の食物嗜好 食べたことがない物を摂取しようとしない 体重・体型に対するゆがんだ認知がない 体重・体型への病的な没頭がない 体重は低くても正常でも重くてもよい
⑤制限摂食 （restrictive eating：RE）	年齢相応より摂食量が少ない 栄養的には内容の問題はなく、量の問題である 体重・体型に対する異常な認知がない 体重・体型への病的な没頭がない 体重と身長は低いことが多い
⑥食物拒否 （food refusal：FR）	一時的・断続的・場面依存的であることが多い 体重・体型に対するゆがんだ認知がない 体重・体型への病的な没頭がない
⑦機能的嚥下障害 （functional dysphagia：FD）と他の恐怖状態	食物回避 嚥下、窒息、嘔吐の恐怖など食物回避に関わる恐怖 体重・体型に対するゆがんだ認知がない 体重・体型への病的な没頭がない
⑧広汎性拒絶症候群 （pervasive refusalsyndrome：PRS）	食べる、飲む、歩く、話すこと、セルフケアへの回避によって表される激しい感情的興奮と撤回 援助に対する頑固な抵抗
⑨うつ状態による食欲低下 （appetite loss secondary to depression）	食欲低下 頑固な食物回避がない 体型に対するゆがんだ認知がない 体重・体型への病的な没頭がない

出典（Lask B, Bryant-Waugh R：Overview of eating disorders in childhood and adolescence. In：Eating Disorders in Childhood and Adolescence 4th ed Routledge, London, pp33-49, 2013より改変）

3 鑑別診断と併存症、合併症

血液検査などの各種検査は身体疾患の鑑別に必要です。重要な疾患を表1-6に示します。

1）身体疾患の鑑別

我々の経験でも、「るい痩（やせ状態）が目立ち、学校にも適応できておらず摂食障害の疑い」と他院から紹介されましたが、血糖値が500㎎／dℓを超えるⅠ型糖尿病であったこともあります。また、「食欲低下、嘔吐あり。摂食障害ではないか」と紹介がありましたが、頭部CTをとったところ脳腫瘍が判明し、大学病院へ紹介したこともありました。他にも、クローン病、結核の経験もあります。

これらの身体疾患と神経性やせ症摂食制限型との鑑別点は、体重、体型の感じ方に問題がなく、体重増加に対する強い恐怖を示さず、体重増加を妨げる行動への執着もみられないことです。るい痩があるからといって神経性やせ症とすぐ判断してはいけません。ただ、これらの疾患と合併することもあるようです。

表1-6　鑑別診断（身体面）

脳腫瘍（視床下部腫瘍など）
悪性腫瘍（白血病など）
消化器系疾患（消化性潰瘍、胃炎、消化管通過障害、上腸間膜動脈症候群など）
膠《こう》原《げん》病
糖尿病
内分泌疾患（甲状腺機能亢進症など）
結核
口の運動障害
不適切な養育環境による栄養障害

2）精神疾患の鑑別

精神疾患の鑑別は表1－7に示します。

3）併存症、合併症

イギリスの調査[6]では、13歳以下の摂食障害の41％に併存症がみられます。我々の中学生までの神経性やせ症摂食制限型入院例では、併存の割合は32％でした[7]。診断名としては、適応障害、強迫症、不安症、パーソナリティ障害、抑うつ障害、選択性緘黙、神経発達症群（発達障碍）などが挙げられます。

最近、摂食障害の併存症に関してはしばしば取り上げられるようになってきています。その中で、社交不安症などの不安症を併存する場合は、不安症を優先的に治療することが必要という指摘もあります[8]。

子どもは、食べもの自体への不安や食べものを飲み込むことに対する不安、恐怖を持つものも多く、不安に焦点をあてる治療も考えていく必要があります[8]。神経発達症との併存の報告も増加しています[9]＊。父母に神経発達症の特徴がある場合、家族に対しても適切な支援を考える必要があります。

表1－7　鑑別診断（精神面）

抑うつ障害（無気力、集中力の低下、イライラ感の増加など）
統合失調症（疎通性のなさ、極端な被害念慮など）
強迫症（強いこだわり、とらわれ、繰り返しの行動、汚染に対する過度の恐怖など）
社交不安症（人前で話すことの過剰な不安）
醜形恐怖症（自分の顔が醜いという思い込み）
特定の恐怖症
神経発達症群（自閉スペクトラム症、注意欠如多動症など）
心的外傷およびストレス因関連障害群（PTSD、愛着障害：うまく甘えられない、なつけない、なれなれしい）
虐待（ネグレクトなど）

＊第6章参照。

症例2　不安を伴う12歳女児（小6）

　もともと人見知りが強い子で、小学校入学後から人の前で話をするのが苦手でした。授業中に当てられたとき、緊張して、動悸《どうき》がして答えられず、クラスメートから笑われてしまいました。

　それを機会に、「自分には何もいいところはない」と人前で話せなくなり、食事が進まなくなりました。やせていくうちにみんなから「かわいい」とほめられ、ますます食べなくなり、標準体重の70％となり学校から紹介されて受診となりました。

　不安は受容し、食べるリハビリ*を提案し、同時に抗精神病薬を少量処方し、自分の得意なところ、よい所を見つけるリハビリをするため心理士によるカウンセリングを導入しました。

　人前で話すのは苦手ですが、本を読んだり、物を書くのは好きな子です。継続的に受診を続けるうちに、作文と読書感想文で賞をもらい、徐々に不安が軽減し、自信をつけていきました。少し遅れて、現状維持がやっとであった体重が増えてきました。

＊食べるリハビリ：初期は700～800㎉など離乳食レベルの食べられる量から少しずつ摂食量アップの練習をする。水分が摂取できない場合は点滴を利用し、100㎖等少量からの水分摂取のリハビリを開始する。飲める量が増えていけば点滴量を減らす。どうしても、経口の食事摂取が困難な場合は、経管栄養を開始して、胃腸に食べものを入れるリハビリを実施する。上腸間膜動脈症候群などあり経管栄養も困難なときには、高カロリー輸液を開始して全身の栄養のリハビリとなる。この場合も、食べる量のリハビリも並行して行う。

症例3　**機能的嚥下障害と他の恐怖状態がある11歳女児**（小5）

唐揚げを喉に引っかけた後、固形物が食べられなくなり小児病棟に入院しました。入院後もしばらくは経口での固形物摂取に対して恐怖感が強く、経口は困難で、点滴、経管栄養が続きました。抗不安薬を処方し、液体摂取から始め、少量からの固形物を食べるリハビリを実施しました。

入院初期には、スタッフに対して1日中「飲みものは飲んでも大丈夫なの？」と不安を口にしていました。抗不安薬を続け、スタッフは安心感を与え続け、食べる量を少量ずつ増やす練習をして食べられるようになりました。退院前には、不安の訴えもほとんどなくなりました。

〈ポイント〉不安が強い摂食障害の子どもたちには、食物摂取への支援に加え、不安な気持ちを軽減する工夫が必要です。

4）再栄養症候群（リフィーディングシンドローム）

再栄養症候群とは、重度の栄養障害の子どもに急速に栄養補給を行った際に起こる代謝性の症候群で、急な栄養摂取によりリンが急激に消費され、リン欠乏が主な原因とされています。不整脈、痙攣《けいれん》、肝機能障害など全身の臓器の機能低下をきたし、最悪の場合、死に至ることもあります。したがって、治療初期の栄養補給は慎重に行う必要があります。

症例4　急な栄養補給を避けた神経性やせ症の14歳女児（中2）

神経性やせ症で、人知れずダイエットをして、急激な体重減少があり、A総合病院精神神経科受診しました。翌日A総合病院小児科を受診し、即入院となりました。入院時の体重は23・1kg（60％）でした。皮膚は乾燥し、産毛、腹部・背部に点状出血斑が認められました。少量の点滴から開始になったのですが、2日後の検査では、血清リン、血小板の値は低く、CK、BUN、AST、ALP*が異常高値を示しました。まったく動けなくなり、経管

*18ページ脚注参照。

栄養となり、リンを補給しながらの少量の栄養補給から始まりました。
〈ポイント〉急な栄養摂取も危険です。慎重に栄養摂取を開始する必要があります。

5）男女差

男児は摂食障害全体の5～10％と言われており、我々の経験でも入院患者でみると男児：女児は約1：20でした。男児の特徴としてスポーツでの減量や肥満が発症契機になることも多く、父親との心的交流が乏しく父親への陰性感情が存在することが指摘されています。

治療的信頼関係がつくりにくい、回復が困難と言われることもあります。ここでは、父親との葛藤が目立ち、小児科医が父親の代わりを果たすことにより成長、回復した症例を紹介します。

症例5　父に話せるようになった12歳男児（小6）

スポーツ万能で何種類かのスポーツで活躍していましたが、コーチから「もう少しやせたら俊敏になる」と言われ、ダイエットを開始しました。身長155cmで50kgあった体重が、6カ月で35kgまで減少したため、養護教諭からの紹介で総合病院小児科受診となりました。

診察室では、厳格そうな父親から「食べられるのに反抗して食べないんだ、こいつは」と強く叱責されていました。そのとき本人は父親をにらみつけていました。母はその隣で、不安そうな表情で何も言わずに座っていました。脱水も顕著だったため、入院となりました。

入院したあと本人は、肥満恐怖もなく、やせ過ぎていると認め、退院目標をしっかり定めました。小児科医が父親役となり、よく話を聴き本人の言い分を受け止めました。他方、両親には、本人の言いたいことにまず耳を傾けるように伝えていきました。やがて、スポーツは本当はやりたくなかったが、父の指示で仕方なくやっていたことがわかりました。

本人の気持ちに共感して「自分の言いたいことは遠慮せずに言おう」と

ミーティングを利用して、本人が自分の言葉で語りやすい雰囲気づくりをしました。徐々に自分の気持ちを語るようになり、入院3カ月後には、43kgに回復しました。退院前には、父にも「自分はやりたいことをやるから」と正々堂々と言えるようになりました。

〈ポイント〉父親に何も言えなかった子が、入院生活を通して自分の気持ちを表現し、食べられるようになった例です。

4　学校を中心とした疫学

1）国内外の調査結果

日本では、1998年の調査で若年発症（10歳～19歳頃）の摂食障害が増加していることを示した報告以後、大規模な疫学研究はなされていません。学校を対象としたHottaによる調査（2010年～2013年、7都道県）では、強い疑いまで入れると中学3年の有病率は、0・17～0・40％と推定されています。[10] 摂食障害の低年齢化の報告もみられるようになってきました。[5]

イギリスでの全国調査では、13歳未満の摂食障害発生率は10万人あたり3・01人であることがわかっています。[6] DSM-Ⅳの診断基準に基づくとそのうち37%は神経性やせ症、1・4%は神経性過食症、43%は特定不能型でした。全体の19%が体重や体型に強い関心を示しませんが、低体重を伴う食物回避の子どもたちでした。この19%がDSM-5の診断基準でいう回避・制限性食物摂取症に近いと思われます。ただ、回避・制限性食物摂取症はDSM-5の診断基準で初めて登場した項目であり*、正確な有病率は報告されていませんが、回避・制限性食物摂取症の子どもたちの数が増えています。[11]

神経性やせ症の患者は、一般人口と比較して診断確定後の10年以内に5~8倍死亡する可能性が高いという報告もあります。[12] この死亡率は非常に高い値であり、この意味でも神経性やせ症に対する支援が非常に重要だということがわかります。今後我が国でも摂食障害の子どもたちの実態を知るための疫学調査が必要です。

2）養護教諭対象の調査

摂食障害は病院を受診しない例が多く、神経性やせ症と診断されている人数は実際の約半分との報告もあります。[4] その意味で、学校の養護教諭がつかんでいる数値は非常に意味があります。

＊回避・制限性食物摂取症が初めて登場した背景：以前、「幼児期または小児期早期の哺育障害」に分類されていた病態が幅広い年代にも認められることがわかり、DSM-5では食行動障害および摂食障害群へ組み入れられた。

＊摂食障害の相談機関：日本摂食障害協会、摂食障害全国基幹センター、摂食障害治療支援センター（宮城県、千葉県、静岡県、福岡県）、各地の障害者支援センター、保健所など。

千葉、埼玉、兵庫、愛媛の４県で養護教諭の摂食障害をもつ児童、生徒への遭遇率が調べられています。[16] そこでは、小学校・中学校・高等学校・特別支援学校において神経性やせ症45・1％、神経性過食症14・5％、回避・制限性食物摂取症13・0％、過食性障害7・8％、その他5・4％でした。

養護教諭の摂食障害の子どもたちへの気づきに大きく影響を及ぼす要因は、摂食障害の知識の有無でした。[16] 養護教諭が子どもを支援するにあたって必要なものは「医療機関リスト」でした。[16] このことから、養護教諭の知識を深めるための啓発活動は非常に重要です。養護教諭が摂食障害の知識を習得できるように、国の機関や専門家が研修を提供していくことが早期発見、早期支援の一助になると考えられます。

5　家庭での気づきと学校での気づき

1）家庭での気づき

神経性やせ症は急激な体重減少がありますから、普通は気づきやすいのですが、進行するまで気づかれないことがあります。獨協医大の調査によると、最初に摂

表１-８　家庭での神経性やせ症「気づき」のポイント

- はじめはおやつを食べなくなることが多い
- 食事量が減り、口に運ぶスピードが遅くなる
- 食事（食べ始めるまで、食べ終わるまで）に時間がかかる
- 水分摂取量が減る
- 便秘になりがちになる
- 食べられない理由として腹部症状の訴えが増える
- 成長期なのに体重が増えない。または減る
- やせてきたのに、スポーツや勉強が活発になる
- 月経がこない。または始まらない
- 睡眠時間が減少する（夜遅く、朝早くから勉強・運動・手伝いをする）

食障害に気づいた人は家族が53・3%であり、残りは第三者（学校関係者、医療関係者）に指摘されるまで自分の子どもが摂食障害であることに気づいていませんでした[11]。

家族が気づきにくい理由としては、家族に摂食障害についての知識がない、本人に病気であるという認識がないことや本人が摂食障害のリスクを理解していないこと、本人が隠していることがあげられます。また、体重が減少しても見た目には活発で、元気なことが圧倒的に多く、まさか身体が痛んでいると思いません（空腹感や疲れを感じないことが多い）。

小学校高学年以降になると1人で入浴するので、家族が子どもの裸の姿を見ることが極めて少なくなることが、まず気づきにくくなる理由に挙げられます。また、食事量が減ったとしても、まさか神経性やせ症になるとは思ってもみません。母自身がダイエットをしている家では、子どもにダイエットを勧めたり子どもが少しやせていても気にしないうえに、体重が減ったことを喜ぶことさえあります。

神経性過食症の場合は、本人が過食をすることを恥じたり、自分の事をネガティブに思われるのではないかと心配したりするため、隠すことが多いようです。見た目にはやせてはおらず普通に日常生活を送っており、病的には見えないため、気づきにくいようです。トイレが詰まって初めて過食嘔吐が明らかになることも

表1-9　学校での神経性やせ症「気づき」のポイント

- 急激な体重減少がみられる
- 健康診断時の測定で体重が増えない（成長曲線が役に立つ）
- それまでの成長曲線から明らかに外れている
- 昼食量が減少する、食べるスピードが落ちる、食事時の表情がさえない
- いつも以上に活動している、静止時も足踏みをする、急に過剰なトレーニングをする、急に無理な勉強計画を立てる
- 授業中や休み時間に以前より活気がなくなっている、体育の時間に体力が落ちた様子や孤立した様子がみられる、登校をしぶったり、遅刻や欠席したりということが目立つ、保健室を頻繁に利用する

あります。

2）学校での気づき

朝食を抜いて登校し、学校の給食を残さず食べている場合、徐々に体重が減るため、見た目の変化がゆるやかになり結果的に気づくのが遅くなります。学校での神経性やせ症「気づき」のポイントを表1－9に示しますので参考にしてください。

学校での神経性過食症「気づき」のポイントを表1－10に示します。

3）早期発見のためのレーダーチャート

53ページで詳しく示しますが、摂食障害に関する学校と医療のよりよい連携のための対応指針[17]では、学校で観察されるさまざまな症状について4つの軸（❶頻度❷発見のしやすさ❸身体的重症度❹教職員・部活動顧問などにも知ってほしいこと）でその程度を評価し、その結果をレーダーチャートで図示し、共有しやすい症状を青色、発見しにくい症状を黄色、発見しにくいが身体的重症度が高く重要な症状を赤色に色分けをしました。たとえば、低体温、表情が乏しくなる、食事量の低下（給食を残す）、食事に時間がかかることに教職員が気づけば、レーダーチャート

表1－10 学校での神経性過食症「気づき」のポイント

- 急激な体重増加や減少がみられる
- 健康診断時の測定で体重が増加（成長曲線が役に立つ）
- それまでの成長曲線から明らかに外れている
- 冷蔵庫の食べものがなぜか減る
- 朝に食べ散らかしが見られるようになる
- 食べるスピードが早くなる、食事時の表情がさえない
- 活動量が落ちてくる
- 授業中や休み時間に以前より活気がなくなっている、体育の時間の動きが鈍くなる。登校をしぶったり、遅刻や欠席したりということが目立つ、保健室を頻繁に利用する

を参照して、摂食障害を疑い、状態像を関係者で共有し、他の児童より気をつけて観察し、児童への援助を行います。

レーダーチャートの例を図1－3で示すとともに、中学校版を表1－11にまとめました。

詳細なレーダーチャートは「摂食障害情報ポータルサイト」＊を参照して下さい。

4）学校での早期発見／初期対応

学校は早期発見のもっとも重要な現場です。子どもは生活の半分を学校で過ごすからです。授業、給食、体育など毎日の学校生活で子どもの変化に気づくことができます。

また、定期健診による体重測定もありますから、しっかり分析していれば、摂食障害の疑いのあるやせている生徒を見つけるのは、そう難しいことではありません。学校定期健診での早期発見・対応には、養護教諭の活動が期待されます。

神戸市の小中学校では、日本学校保健会から提供された健康管理プログラムが平成28年度より神戸市版として導入されました[18]。パソコン上で身長・体重を入力すると、成長曲線、肥満度曲線が作成され、成長に関する疾患の疑いがある場合は、「成長群」として把握できるようになりました（図1－4）。

＊ポータルサイトURL：
www.edportal.jp/

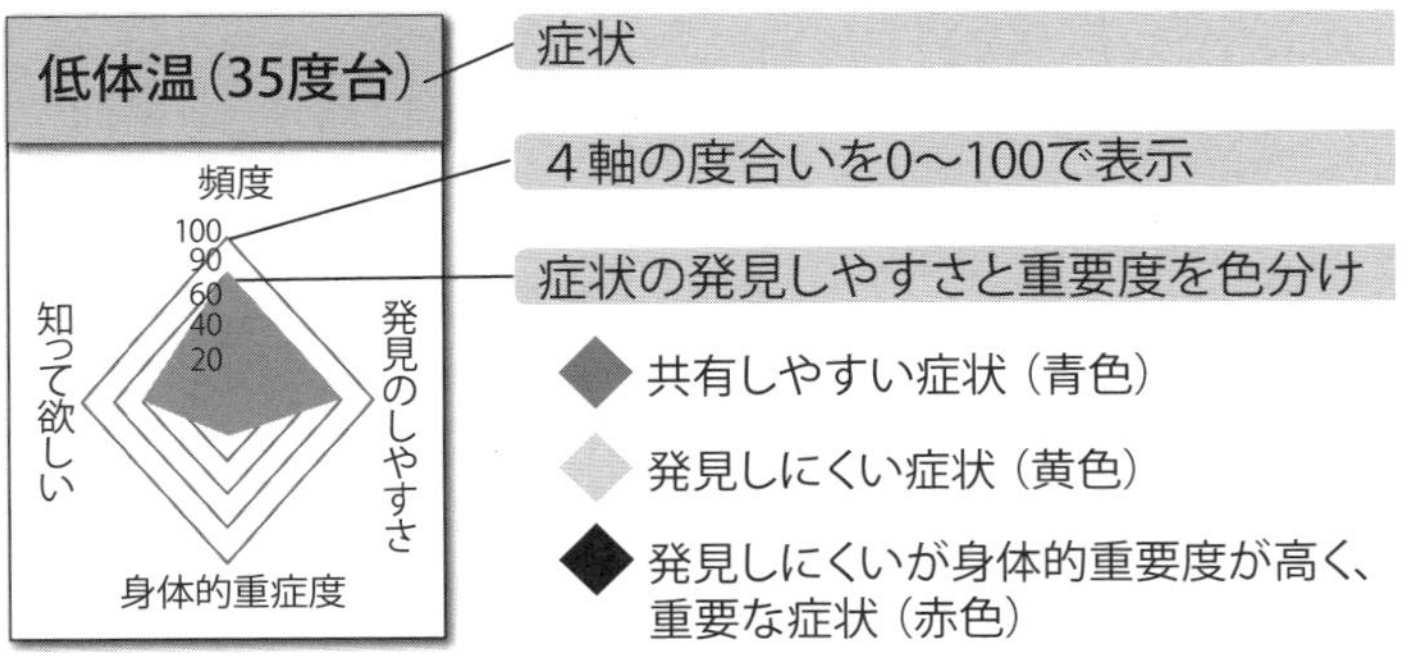

図1－3　レーダーチャートの例

食に関する行動・心理の変化	心理面の変化・対人関係の変化など	
	受診の勧めの抵抗になりやすい特徴	その他の心理的症状
食へのこだわり・特定のものしか食べない・それまでなかった好き嫌いが出現・食習慣の変化 高カロリー食品（揚げもの、米、肉、菓子など）を避ける 食べることに対する強い罪悪感 頭の中が食べもののことでいっぱいになる しばしば体重を量る 食べることへの無関心・空腹感の欠如 ダイエット情報に強い興味を持つ 体形／体重へのこだわり・やせ願望	やせ願望をはっきり言わないことがある やせを認めない（他の子もやせていると言う） 疲労感の否認（大丈夫と主張する） 勉強やスポーツの練習に過剰な時間をかけ一時的に成績が上がる 過活動 成績へのこだわり	情緒不安定・イライラ 完全主義 頑固になる 表情が乏しくなる 親子関係の変化・家庭内の葛藤が増える
		希死念慮（死にたいと思う気持ち）

表1-11　レーダーチャート（中学校版）

	身体症状	行動面の変化
気づきやすく、共有しやすい症状	低体温（35度台） 寒がりになる 四肢の循環障害（冷たい、茶色） 凍傷（しもやけ） 手が黄色い 元気がない・ぐったりしている・動きが鈍い 表情が乏しくなる 顔色が悪い・頭髪が薄くなる	食事量の低下（給食を残す） 食事に時間がかかる 登校しぶり・遅刻欠席が増える 保健室の利用が多い
発見しにくい症状	低血圧（立ちくらみなど） 徐脈（脈拍＜60） 脱水症状（皮膚乾燥、尿量減少） 腹部症状（腹痛、腹部膨満感、便秘）	
発見しにくいが身体的重症度が高く、重要な症状	徐脈（脈拍50未満） 筋力低下（立ち上がれない、階段が昇りづらい） 低血糖症状（ぼんやりするなど）	

図１－４　児童生徒の健康管理プログラムの活用（Ａさんの例）

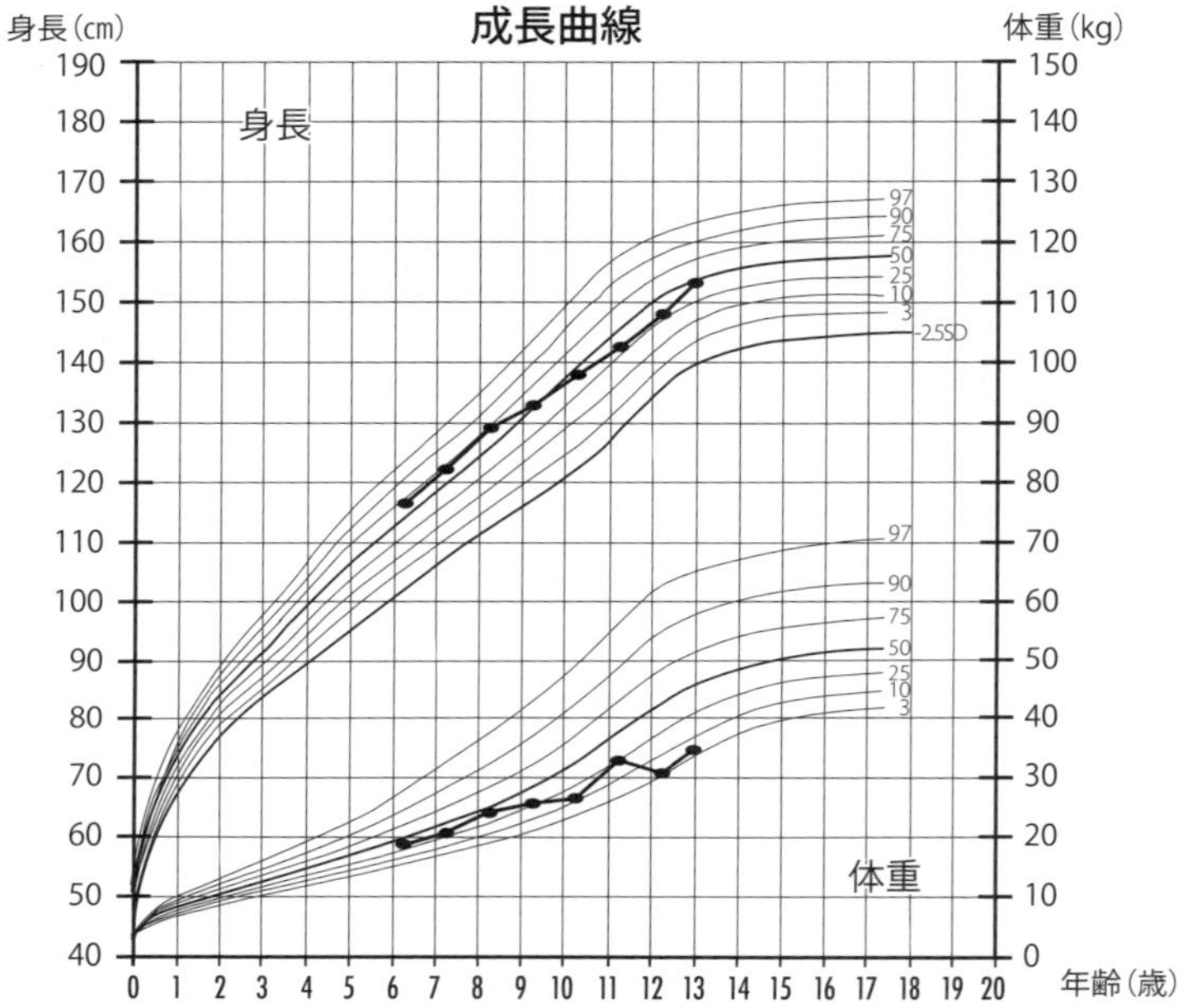

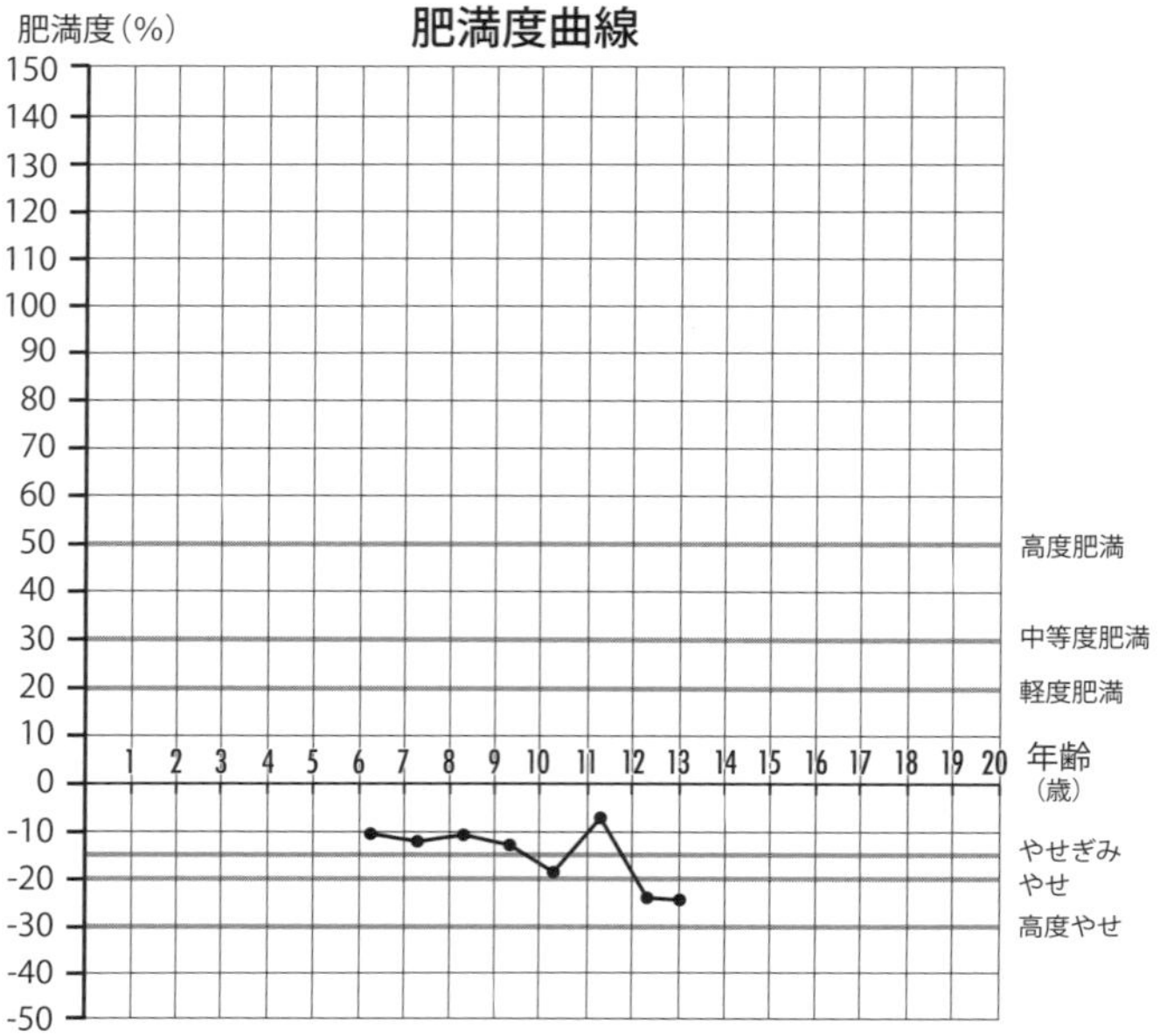

さらに、平成29年度からは、小学校から中学校へのデータの引き継ぎが可能になりました。小学校では、年3回の定期健診があり、同学年での経過を追跡できますが、中学と高校では、年1回の健診のところが多く、同学年での健康状態の継続把握が困難です。中学・高校で秋の身体測定も実施しているところもあり、関係者の工夫を期待したいところです。マイナス15%以下の場合は、成長曲線作成ソフトがなければ手作業で成長曲線を作成します。

それに加え、担任からの情報（給食量が減ってきた、やせてきた、活動量が増してきたなど）を支援の参考にします。児童生徒の心身の健康を守るためにも、摂食障害特有の症状を理解してもらったうえで、普段の様子を気にかけてもらうように担任に働きかけるのも重要です。

また、対応チーム（担任、養護教諭、学年主任、スクールカウンセラー、管理的教師など）をつくり、1人で背負わないことです。役割分担を決めることも大切です。例えば、話しやすい教師が子どもの話を聞く担当になり、身体管理は養護教諭が役割を分担し、チーム内で情報を交換し方針を決め、支援の困難さを認識してお互いの批判を避けながら支援するのがベストです。

検査日	年齢	身長	体重	肥満度
X－7年4月12日	6.33	116.9	19.2	−10.7
X－6年4月11日	7.32	122.6	21.0	−12.1
X－5年4月16日	8.34	129.5	24.6	−10.9
X－4年4月15日	9.34	133.3	26.0	−13.0
X－3年4月14日	10.33	138.3	26.7	−18.8
X－2年4月13日	11.33	143.0	33.3	−7.5
X－1年4月11日	12.33	148.4	31.2	−24.3
X年1月 6日	13.07	153.6	34.9	−24.8

6 出現のきっかけ

摂食障害の症状が出現するきっかけには、本人のダイエット、受験、転校、部活、初経、歯科治療*、インフルエンザ、友人との関わり、各種の事故・事件、風邪による嘔吐、食べものを喉に詰まらせたこと、腹部症状による食欲低下、アレルギーによる浮腫《ふしゅ》*、肥満指導など本人が直接体験したことから、きょうだいのダイエットや不登校、母の妊娠、母の病気、母の仕事開始、父の昇進、父の単身赴任、父母の多忙、父母の不仲、父母の離婚、借金と家族のライフイベントまでさまざまあります*。

これらはきっかけにすぎないので、大げさに取り上げすぎない方がよいようです。しかしながら、本人や家族はこれらのきっかけを非常に重要視することがありますので、本人や家族の訴えには耳を傾け、何らかの対策を練ることは悪いことではありません。一緒に対策を練ることで本人や家族との関係が深まり、摂食障害自体に良好な影響を与えることもあります。

ただ、このきっかけの中でダイエットは摂食障害発症の重要な引き金になるこ

＊歯科治療：歯の矯正治療をきっかけにして食べるのが困難になり、摂食障害を発症することもある。

＊浮腫：むくみ。身体の中の水分分布が変化して、皮膚の下の細胞間質に水がたまった状態。栄養失調でも生じる。また、神経性やせ症の治療過程で、水分や食事の摂取が始まった頃に生じることもあり、太ったと混乱することもある。

＊コロナ禍の影響：国立成育医療研究センターの調査（全国26医療機関）では、コロナ流行前の2019年度と比較して、2020年度では神経性やせ症の初診外来患者数が約1・6倍、新入院患者数が約1・4倍に増加したことが判明した。コロナ禍でのストレスや不安が影響していると推測されている。
https://www.ncchd.go.jp/press/2021/211021.html

とがわかっています。絶食などの極端なダイエットは非常に危険なサインとして受け止めてください。

症例6　受診まで長期間かかった15歳女児（中3）

中学入学後、バレーボール部に入部し、1年のときはレギュラーをめざして頑張っていました。2年生ではレギュラーになり、エースアタッカーとして市内でも注目される存在となりました。3年生になり身体がひと回り大きくなり、本人はジャンプ力が落ちてきていると感じていました。1年生に小学校のクラブで活躍していた有望な新人が入部してきたこともあり、内心焦っていました。

そのとき顧問の先生から「ジャンプがもうひとつだな。このままでは、1年生にレギュラーとられるぞ。太ってきたんじゃないか?」と言われましたが、本人は笑って何も答えませんでした。春の健康診断では、体重測定の時、係の先生から「去年より体重が増えているね」ともいわれ、授業では成人病予防で、太りすぎは要注意といわれていました。

人知れずごはんの量を減らし、おやつも食べず、お弁当はこっそりゴミ箱へ捨てるようになりました。6月になっても両親には少しずつやせてきたぐらいにしか思われず、部活動の顧問からも「よし。体がしぼれてきた、ジャンプ力も増したな。この調子で」と激励されました。

担任はやせてきていることに気づき養護教諭に相談しました。養護教諭は保健室に本人を呼び、しんどくないかを聞きましたが、彼女は「元気です、大丈夫です！　部活の先生にもこの調子でと言われました」と語りました。養護教諭は念のためにやせの危険性をていねいに説明しましたが真剣に話を聞こうとしませんでした。

養護教諭は部活の顧問に、Aさんがやせすぎていると話したところ、顧問はびっくりして本人を呼び、「大丈夫か!?　試合も近いぞ。頑張って食べろよ」と話しましたが、ますますやせてきました。試合では決勝まで進みましたが、最後の試合はふらふらになり途中交代し、受診になりました。

〈ポイントと支援方法〉摂食障害の子どもたちは、やせていてもそのことを言わないものです。家庭でも学校でもなかなか気づかれません*。最後まで「しんどい」と言わず、知らないうちに後戻りのできないところまで達してしまいます。とりわけ運動部*での犠牲者は意外と多いものです。体育教師、部活

＊家庭や学校での気づき：38ページ参照。

＊摂食障害と運動部：170ページ摂食障害とスポーツの関連を参照。

顧問にはやせすぎにも注目し、正しい知識を身につけてもらうことが大切です。定期検査でのチェックを心がけ、やせすぎの危険性を生徒たちへ知らせ、学校内での職員間の共通理解をする必要があります。

7 発症に関わる因子

1）関わる因子

表1－12に示したように摂食障害の発症に関わる因子として、生物学的因子、生育環境、個人の因子、社会的因子などが挙げられます。これらの複雑な因子が絡み合い、発症すると言われています。単一な原因を探すことはしばしば徒労に終わり、早期支援の着手が遅れる原因にもなります。

2）支援に必要な視点

複雑な個人因子を理解し、発症を誘発したり、再発を誘発したり、症状を持続させる要因を検討する視点は必要です。症状が出現した際には、再発の要因を発

表1－12　摂食障害の発症に関わる因子（西園改）

生物学的因子：遺伝、体型の遺伝、親世代のうつ、アルコール

生育環境：家族構造・家族関係（良い子と言われる過剰適応的な幼児期）、虐待

個人因子：低いレジリエンス、アタッチメント不足、うつ病などの精神医学的合併症

社会的因子：学校生活、仲間関係、やせ礼賛、競争社会、消費主義、食物入手が容易、女性の役割変化、男性優位、思春期到来による心身医学的圧力（第二次性徴・思春期心性の高まり、思春期危機）

見し、対策を練ることは再発予防には有効です。進路、部活動、趣味など再発要因は同時に治療意欲を増す要因にもなります。改善に向け進路や部活動での活躍、趣味の発展など共通の目標を持ち栄養不良ややせから脱却し、健康的な生活をめざすのも寛解への道です。

それと同時に長期にわたる発達、成長、ライフサイクルからみた視点も忘れないようにしなければなりません。治療動機や生き方をテーマにしたり、見捨てられる不安、治ってしまう不安、負けることへの不安についての話し合い、その他にも甘え方や頼り方の伝授、コツコツと生きていくことの大切さへの気づきも支援の重要な視点です。万能でない等身大のあるがままの自分自身について相談できるようになると、専門職による治療やカウンセリングがスムーズに進みます。

8 治療のガイドライン

治療は、GOSC*を加味したより正確な診断とていねいなフォローに基づいて行われる必要性が高まっています。治療法、アプローチの方法は診断によって変える必要がありますが、[5] 子どもの食べられない気持ちをくみ食べるリハビリを試

＊GOSC：28ページ参照。

みることを基本に置くことには変わりありません。

近年、ガイドラインも次々と発行され、参考になる資料も少しずつ増えています。イギリスのNICEガイドライン、[20]＊ アメリカのAPA治療ガイドライン、[21]＊ 日本摂食障害学会の摂食障害治療ガイドライン、[22] 日本小児心身医学会のガイドライン、[19] 摂食障害に関する学校と医療のよりよい連携のための対応指針[17]を例としてあげます。

1）NICEガイドライン（2017年版）

小児思春期の神経性やせ症については、子どもと思春期の神経性やせ症に対する家族療法（FT-AN）＊が推薦され、それが難しければ、個人認知行動療法（CBT）か精神療法（AFP-AN）を実施することが記載されています（P41 NICE）。家族にも心理養育や援助が必要なことが明記されています。

小児思春期の過食性障害については、大人への対応と同じです。神経性過食症については、神経性過食症に対する家族療法（FT-BN）＊を実施、FT-BNが難しければ、摂食障害に対する認知行動療法（CBT-ED）＊が推薦されています。神経性やせ症、神経性過食症の治療の両方とも、家族や支援者との良好な治療関係が求められており、家族を支援、激励し、非難はしないようにと書かれて

＊**NICE：**National Institute of Clinical Experience.

＊**APA：**American Psychiatric Association, Guidelines for the Treatment for Patients With Eating Disorders.

＊**FT-AN：**anorexia-focused family therapy for children and young people

＊**FT-BN：**bulimia-nervosa-focused family therapy.

＊**CBT-ED：**eating-disorder-focused cognitive behavioral therapy.

います。

2）ＡＰＡ治療ガイドライン[21]

神経性やせ症の治療目標として、次の8項目があげられています。❶健康な体重を回復させる❷身体合併症を治療する❸健康な食習慣の回復と治療とに協力する患者の意欲を高める❹健康な栄養摂取と食習慣に関する教育を提供する❺摂食障害に関連した、核となっている認知、態度、動機、葛藤、感情の機能不全を見直して修正することを援助する❻関連する精神科的な状態（気分、衝動調整および自尊心の障害、行動上の問題を含む）を治療する❼家族のサポートを得て、必要に応じて家族カウンセリングや家族療法を提供する❽再発を防ぐ。ここでも家族の重要性が指摘されています。

3）日本小児心身医学会の取り組みとガイドライン

摂食障害に対して学会全体で取り組み、治療指針作成に向けシンポジウム、ワークショップを重ね、専門委員会により、「小児科医のための摂食障害診療ガイドライン」改訂第2版を上梓し、同時に、看護師、管理栄養士、学校向けのガイドラインも発表してきました。

それらに基づき、日本小児心身医学会のワーキンググループから小中学校養護教諭向けの「小児摂食障害サポートパンフ」*が発行されました。ガイドラインによると子どもの摂食障害は多職種による、身体的治療と体重増加に対する患者の不安軽減への対応であり、栄養状態の改善と同時に心理面への対応を深めていく、身体的治療、心理療法（認知行動療法など）、薬物療法、家族支援などを組み合わせた包括的治療体制が基本です。

初期の身体面の目標は栄養障害の改善、中期は伸びた身長に対して適切な体重の維持、後期では、年齢・身長相当の体重の維持があげられています。これらも以前の身体の状態に戻すというより、成長過程に戻れるようにするための子どもの発育、育ちを重視した治療の基本方針となっています。治療動機の乏しさもあり、外在化*や今困っている問題、不安やトラウマに焦点を当てるといった柔軟な姿勢や発達の問題を見逃さない姿勢も求められます。

4）摂食障害に関する学校と医療のよりよい連携のための対応指針

平成26年度から28年度にかけて厚生労働科学研究費補助金「摂食障害の診療体制整備に関する研究」班のワーキンググループの研究成果に基づき、「摂食障害に関する学校と医療のよりよい連携のための対応指針」が完成しました（図1－5）[17]。

＊日本小児心身医学会摂食障害ワーキンググループ（2017）：http://www.jisinsin.jp/documents/sesshokushougai.pdf#search=%27

＊外在化：食べることができないのは本人のせいではなく、「モンスターの仕業」として、自分から切り離す。そして、支援者と協力してそのモンスターを一緒にやっつけようとする作戦を練る。この手法を外在化という。

これは、小学校版、中学校版、高等学校版、大学版の4冊にわかれており、摂食障害の対応に関してエキスパート（養護教諭、スクールカウンセラー、小児科医、婦人科医、内科医、心療内科医、精神科医）の意見を集約したエキスパートコンセンサス（専門家の合意）に基づき、各学校での対応を編集したものです。

学校で養護教諭等が対応しやすいように低栄養から判断する保健室での対応、健康診断から受診、治療サポート、啓発、レーダーチャートでみる諸症状（40〜42ページ参照）、事例、紹介状の例、子ども版EAT26日本語版（小学校版、中学校版）、日本語版EAT－26（高等学校版、大学版）より成り立っています。

特に、一般児童や生徒、学生の定期健診に基づく段階1から6における対応（段階1：他の児童より密に経過を見る段階、段階2：学級担任・学年教師等と見守り体制を作る段階、段階3：保護者に連絡する段階、段階4：学校医に連絡や相談をする、本人や保護者に受診を勧めるなど医療に繋げるための行動をとる段階、段階5：受診を強く勧める段階、段階6：緊急の対応が必要な段階）が具体的に示されています。これまで、対応に苦慮した養護教諭にとって動きやすい内容となっています。

この「対応指針」により養護教諭が学校現場で、「対応指針」に基づいた継続的で綿密な支援・連携が期待されています。すでに、利用している学校もあるようです。実際「対応指針」に従い、学校内で早期発見・早期対応が行われた結果、

図1－5　学校と医療機関のより良い連携のための対応指針

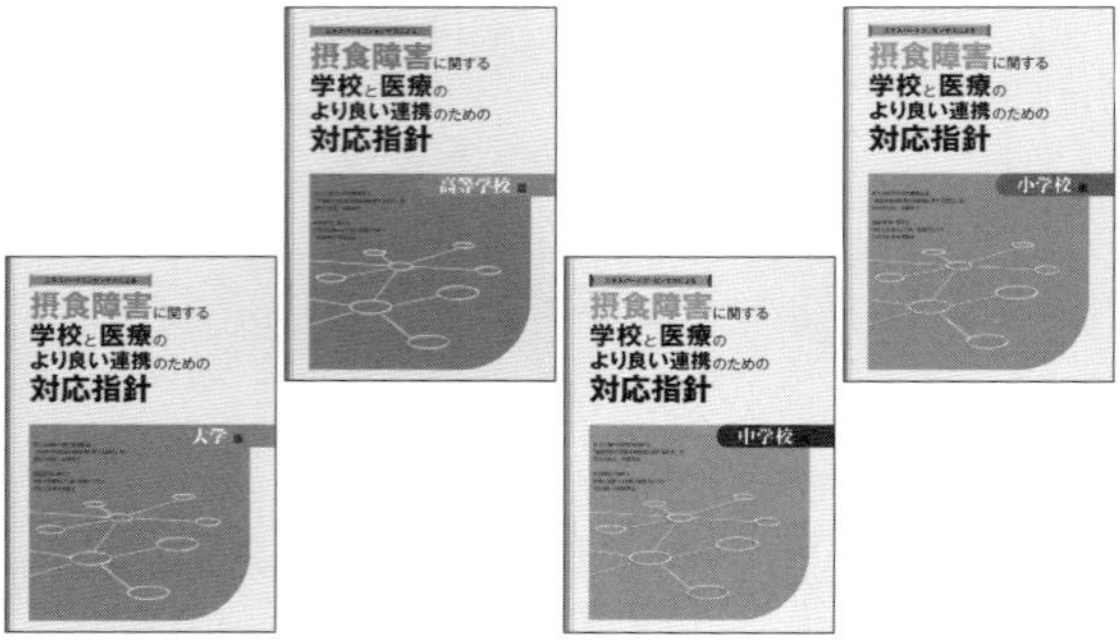

本指針は平成26年度〜平成28年度において厚生労働科学研究費補助金「摂食障害の診療体制整備に関する研究」（研究代表者　安藤哲也）を受け、ワーキンググループ研究のひとつとして実施した研究成果に基づき作成したものである。「摂食障害全国基幹センター」の運営する「摂食障害情報ポータルサイト」（専門職の方）www.edportal.jp/pro からダウンロードし、利用することができる。

早めに医療機関へ紹介され、入院せずに済んだ例も出てきています。摂食障害全国基幹センターのホームページからダウンロードが可能です。[18]＊

また、渡邉らは我々と協働で保健室において支援できるパンフレット「摂食障害の子どものこころと家族ケア～保健室でできる早期介入～改訂版」（図や絵を多く取り入れ、その日から養護教諭が利用できることを目指した小冊子）を作成しました。[23] 対応指針の内容を取り入れた増補改訂版も完成しています（図1－6）。

＊摂食障害全国基幹センターのホームページダウンロードリンク

9 子どもの摂食障害の治療・支援の現状

日本では、子どもの摂食障害の治療は主に小児科医により行われてきました。基本的治療方針や枠組みも報告されています。[19] 児童精神科医が治療に参加することもありましたが一部に限られており、一般の精神科医が関与することはほとんどありませんでした。

他方、チーム医療、連携、ネットワーク構築の機運は高まってきており、[24,25] 精神科医の児童摂食障害治療への参加の期待も大きいようです。[24,27] ただ、児童分野に慣れていない精神科医は、得てして体型に関する感じ方や肥満恐怖に関する質問の

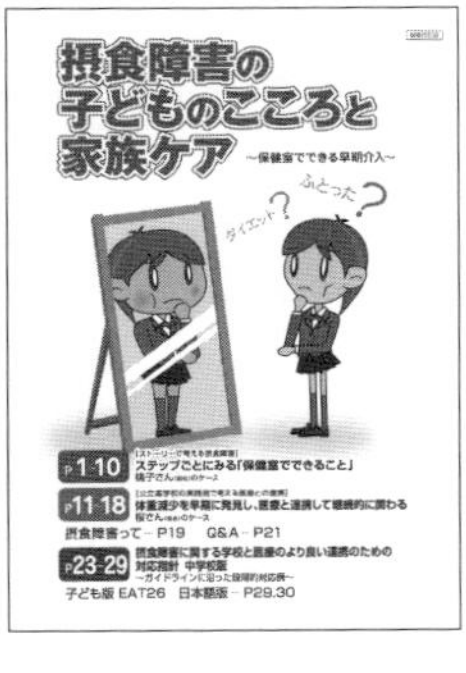

図1－6　摂食障害の子どものこころと家族ケア～保健室でできる早期介入～

渡邉久美、髙宮静男、岡田あゆみら：摂食障害の子どものこころと家族ケア～保健室でできる早期介入～、増補改訂版、P20、2017

確認が過剰になり、食べられないつらさに触れないまま、1回の受診で終わることもあります。

この点は、成人の摂食障害とは特徴が異なり、注意が必要です。また、身体面での急激な悪化が生じやすい摂食障害児の診療は精神科医単独では敷居が高いようです。摂食障害の子どもたちは身体症状が悪化した場合、救急病棟、小児病棟へ入院となります。その際、小児科医と精神科医との連携が必要ですし、連携に関する報告も散見されますが[24,27]、精神科医への紹介は少ないようです。

しかしながら、徐々に患者の若年化が進んでおり、摂食障害の子どもたちが増えている現在、精神症状が重い場合は、一般の小児科医のみで治療を進めていくのは困難になってきているともいえます[24]。こどもセンターなどの小児専門病院や大学病院では、小児科と精神科がそれぞれの担当範囲を決め、棲み分け、引き継ぎをスムーズに進めているところもあるのですが、その数は多くありません。連携することもなく別々に治療している病院や、精神科ではまったく診療していない病院が多数を占めているのが現状です。

これからの摂食障害の子どもたちの治療を考えるうえで、小児科と精神科の連携、さらに発展させて地域での学校を含めた連携が摂食障害の子どもたちとその家族を支援する最善の選択肢のひとつであると考えています[24]。

第2章

神経性やせ症と回避・制限性食物摂取症

（体重減少時の状態、支援、治療）

1 神経性やせ症

1）2つの分類

神経性やせ症は Anorexia Nervosa の翻訳名で[*]制限型（AN－R）と過食・排泄型（AN－BP）に分けられます。

1）－1 制限型（AN－R）

制限型の症状は食事や水分を著しく制限して、体重増加に抵抗します。典型例は「自分が太っている」と思い込み、体重が増えることに嫌悪感を持ち、さらにやせようとする試みもしばしば生じます。

1）－2 過食・排出型（AN－BP）

過食・排出型はやせている状態を保つために嘔吐したり、緩下剤や利尿剤を使ったりします。そのため、体力を消耗し、心身両面に大きな影響をもたらします。子どもには、過食・排出型はあまりみられませんが、その状態になるとさら

＊この言葉はGullが1874年に症例報告し、本症の臨床像を詳細に記述した際に用いたのが最初。

にやせに固執し抜けきれなくなり、治療に時間がかかります。神経性やせ症制限型から過食・排出型への移行を防ぐことは極めて重要です。

2）身体への影響

第1章で述べたように、飢餓の影響が身体全体に出現します（19ページ図1－2）。やせの危険な指標として特に、低血糖、脱水、筋肉の崩壊*があげられます。これらが問題なのは自覚症状がみられないことです。意識消失発作を起こしたり、意識もうろう状態が生じたり、立てなくなってやっと受診ということもあります。水分も摂取せず脱水になることが多いのですが、逆に、食事を摂る代わりに無カロリーの水分を摂取しすぎ、水中毒*になることもあります。

過食・排出型では、血液検査でカリウム値の異常低値やアミラーゼの基準値以上を示します。自覚症状は少ないのですが、むくみを体重増加と勘違いして、肥満恐怖が強くなり、食事量を減らしてしまいます。その結果、栄養状態が悪化し、体液バランスが崩れます。最後には、身体に余裕がない所まで進むと倒れてしまいます。

＊筋肉の崩壊：栄養を摂取せず身体を動かすとき、動かすためのエネルギーは体内の筋肉を壊して摂ることになる。そのため、筋肉が崩壊してますますやせていく。

＊水中毒：過剰な水分摂取によって生じる。血液中のナトリウム濃度が低下し、重症では、けいれん、意識障害も生じ、死にいたることもある。

3）こころや社会生活への影響

神経性やせ症では、食べもののことや体重、体型で頭がいっぱいになり、やせを希求したり、太ることへの恐怖感が強くなります。やせを認めず、こだわりが強くなり、頑固さ、衝動性が目立つようになります。食やカロリー、ダイエットへのこだわりが強くなり、太るイメージの強い食品（炭水化物、脂質）を避けるようになります。

自身のやせを認めず、他者と比較して自分の方がやせているにもかかわらず、「太っている」と言います。食べることへの罪悪感、自責感が強く、食べた後の後悔は周りの人の想像以上に強いものがあります。食事時間が長くなり、食べ方も細かく刻んだり、食器に塗りつけたり、食べものを口に運ぶまでの時間や、口の中で食べものを必要以上に噛んだり、ためたりする時間が長くなります。過活動も顕著になり、運動の他、勉強にもとてつもなく集中するようになり、一時的に運動能力や成績が上昇します。

しかし、やせが進むと、運動能力も落ち、成績も低下し、進路選択に多大な悪影響を及ぼします。初期は気分が高揚し、活動的ですが、徐々に不安、イライラ、情緒不安定、抑うつの症状（無気力、無感動、倦怠感等）も出現してきます。判断

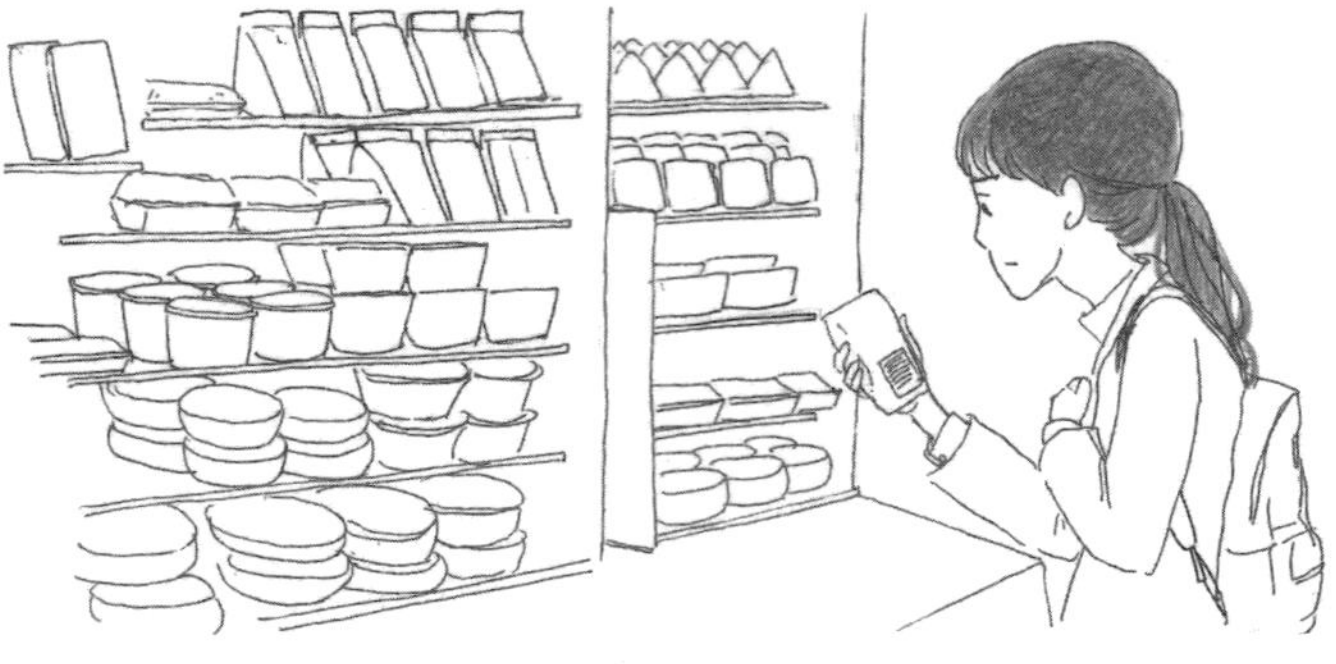

力、集中力が低下し、完璧主義も強くなり、孤立しやすくなります。以前の明るく、活発だった状態から別人のようになってしまいます。授業を受けられなくなり、学校に行けなくなり、友だちとのふれあいがなくなります。

4）食べないとき、食べられないときの対応

食べないとき、食べられないときは、表2－1に示したように工夫が必要です。

❶身体（脳も含む）に起こっていることを学ぶこと、脅さずに情報を客観的に伝えることが、この時期に行うはじめのステップです。

❷少しずつ摂食量を増やす練習をします。これは、胃のリハビリテーションにあたります。食べることで胃の中に食べものが入り、それに伴い胃が動き出し、規則正しく食事を摂取することで徐々に食べても苦しくなくなってきます。苦しさがなくなるまで、かなりの時間を要します。

❸過激な運動や勉強を控える等、安静にする練習をします。安静にする練習は動きすぎず筋肉を壊さない、ゆったりとする感覚を養うという観点が重要です。食べながら運動して筋肉を壊さずに回復する意味でのリハビリという考え方が必要となります。

表2－1　食べないときの工夫

1	身体（脳も含む）に起こっていることを学ぶ。脅さずに情報を提供
2	少しずつ摂食量を増やす練習（食べるリハビリ、胃のリハビリという観点）
3	過激な運動や勉強を控える等、安静にする練習
4	家族は本人を批判・非難せず、栄養摂取が正常化するように医療者と協力
5	入院が必要なときは家族の説得が一番重要（家族が本人に時間をかけて脅すことなく、誠意を込めて、一生懸命、手を尽くして説得）
6	親に本音を言い甘え直し、自然体で家族に大事にされる経験
7	家族や、治療スタッフとともに体重の増加に対する恐怖感の克服
8	少しずつ真に困っていることを発見、対応

❹家族は本人を批判・非難せず、栄養摂取が正常化するように医療者と協力することが大切です。たいてい「あなたが食べないから、やりたいことも許可が出ない」という家族が多いのですが、家族が食べることに対して批判すると本人はさらに追い込まれ、食べなくなることも多々あります。

❺入院が必要なときは家族の説得が一番重要です。家族が本人に時間をかけて誠意を込めて一生懸命、手を尽くして説得します。そのことで本人も家族が本当に心配していることをわかってきます。

❻親に本音を言い甘え直し、自然体で家族に大事にされる経験を積むことです。

❼体重増加に対する恐怖感の克服への援助が必要です。つらさをくみながら温かい気持ちで見守ることが精一杯なときもあります。

❽少しずつ真に困っているところに近づくことです。最終的に困っているところを見いだし、対応する必要があります。

摂食障害は、症状の背景にいろんな問題を抱えている可能性があるので、それらの問題に対応しなければ改善には向かいません。* 支援者と共に問題に向かい合い、真に困っていることに気づき、それを乗り越えることが極めて重要になります。

＊49ページ、表1－12参照。

5）支援にあたって重要な視点

摂食障害の子どもたちの支援にあたって重要な視点は、「子どもを大事に思うこころ」です。この「子どもを大事に思うこころ」を抜きにしては考えられません。摂食障害の理解や対応において、家族、医療関係者、教育関係者等は、どのように考えたらよいか、どのように接したらよいのか、しばしばわからなくなることがあります。そのときには、ただ体重を増やせばよいという支援になりがちで、「子どもを大事に思うこころ」からかけ離れた支援になってしまうこともあります。

子どもを大事に思うとき、以下の視点が重要です（図2－1）。第一に「栄養失調・飢餓の影響」があげられます。子どもは栄養失調や飢餓の影響を成人より強く受け、身体症状が早期に悪化しやすい特徴があります。そのため栄養状態の回復をまず考える必要があります。

次に子どもは常に「成長・発達」している存在であり、健全な「成長・発達」を常に意識しておく必要があります。そのため、心理的アプローチ、学校教育が必須です。

第3に、成人でもそうですが、本人は身体の状態が深刻だと考えにくく、治療

図2－1　支援にあたって重要な視点

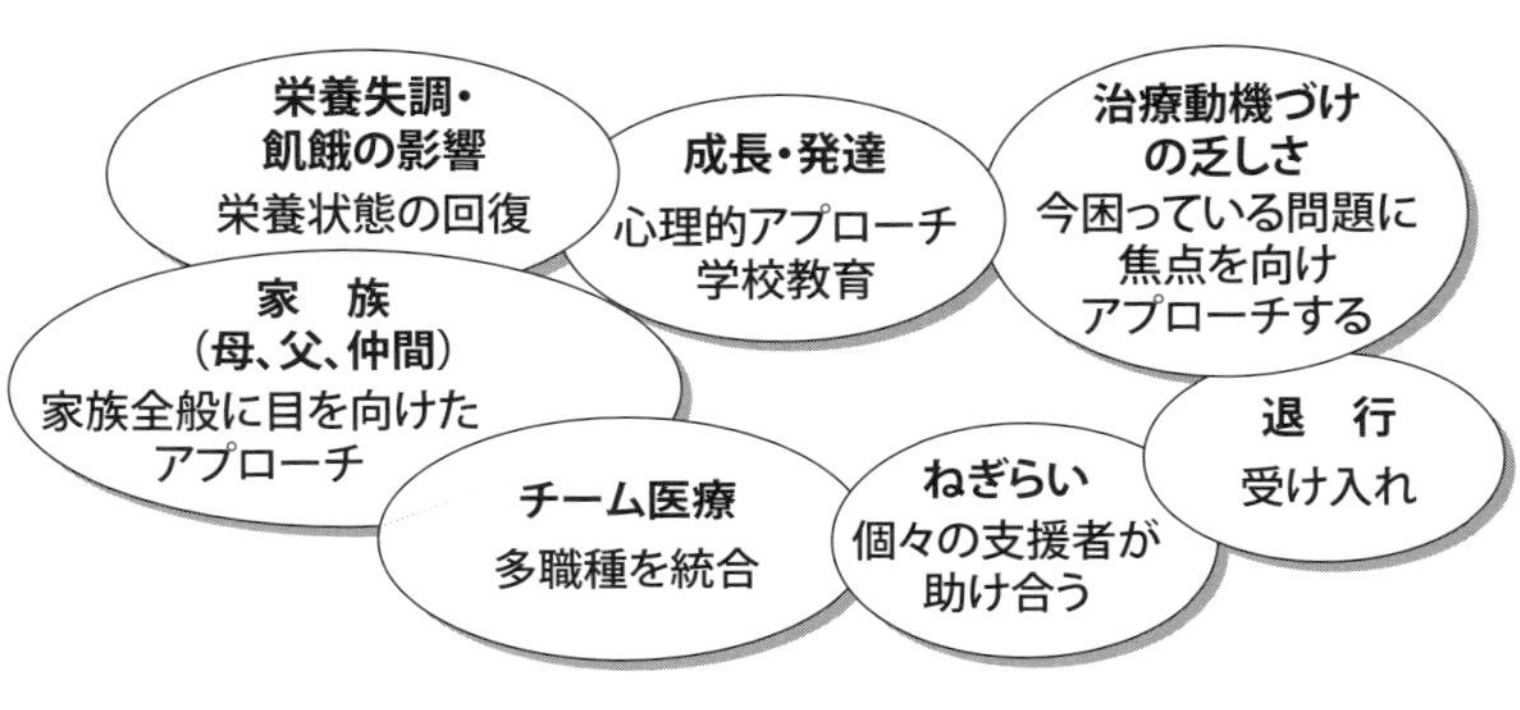

への動機づけが非常に難しいと言えます。この「治療動機づけの乏しさ」に対して、さまざまな工夫が必要です。例えば、「肩に止まって耳元で食べられないぞ、食べなくていいと言っている悪い怪物を一緒にやっつけよう」と声をかけたり「髪の毛が抜ける。背が伸びなくなった」など今困っている問題に焦点を向けアプローチする手法（外在化*）が必要となります。将来やりたいことを見つけ、治療を動機づける材料を見いだし、強めていきます。

第4に「家族」の影響を受けやすく、また、家族へも影響を与えやすくもあります。したがって、家族全般に目を向けたアプローチを常に意識し、家族と協力して治療にあたります。

第5に摂食障害自体が「退行*」していく状態像を持つ障害ですが、子どもの摂食障害ではさらに幼返りが目立ちます。子どもの場合この退行を受けとめ、適正な発達段階に近づけることを目標にする必要があります。

第6に個人的な治療はなかなか深まりませんので、多職種を統合した「チーム医療」が求められます。治療者チームと児との信頼関係を築いていきます。

最後に、長期の治療が必要であるため、支援者間での「ねぎらい」を続け、個々の支援者が燃え尽きないように助け合う必要があります。各項目を読む過程でこれらの視点に立ち返って、治療や支援の過程を確認してください。

＊外在化：53ページ参照。

＊退行：発達や進化がある段階で止まり、幼い段階に戻るような変化を起こすこと。

6）典型的な経過

村上が提示している典型的な経過に一部加筆した、やせ始めてからの経過を図2－2に示します。[2] 周囲の人に、気づかれないまま体重減少が始まることが多いようです。普通なら本人が途中で空腹感が強くなって、食べ始めたり、身体の動きが悪いことや心身の不調で体重減少の危険性に気づき、体重減らすことをギブアップすることが多いのですが、神経性やせ症摂食制限型の場合はそのまま体重が減り続けます。

体重が減少する過程で、記録が伸びたり、成績が上がったり、ほめられたりすることで自信がつき、さらに体重減少の方向に進みます。体重減少が進み、ギリギリの状態に近くなると、倦怠感が生じイライラも出現してきます。そして、最後には衰弱状態になり、さらに悪化して死亡にいたる場合もあります。

しかし、倦怠感が生じたり衰弱状態になったときが治療の成否のわかれ目であることが多く、うまく治療にのせることができると、本人、家族、医療者共に治療に向かい始めます。例えば、立てなくなって、初めて自分の身体の異変に気づき治療に結びつき、少しずつ食べる練習を始め、体重の回復をみる場合もあります。一方でやせていることが理想で肥満への恐怖を持っている場合が多いので葛

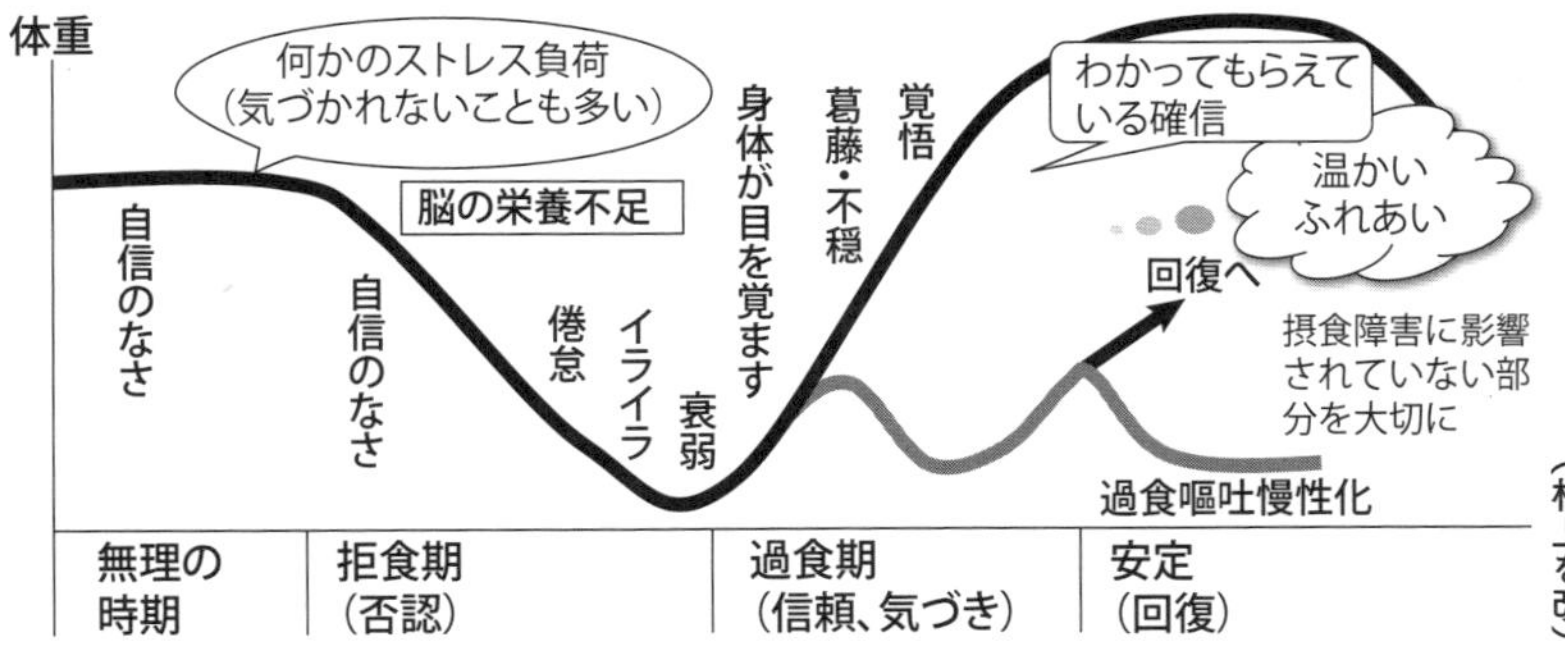

図2－2 やせ始めてからの経過（村上を改）*

藤が生じ、不穏になり、親や医療者への反抗となって表れることもあります。

　ここが大切な時期で、この時期に起こる出来事を通して家族や医療者への信頼や自分を大事に思ってくれている人がいること、身体や心に生じていることに気づく時期でもあります。摂食障害がどんな病気であるかという情報を伝えながら、食べる練習と医療者の支持的支援、家族やいつも接しているスタッフが心配しているというメッセージを送り続けることによって、徐々に乗り越えて本来の道に戻ってきます。

　治療終盤では、本人に食べる覚悟や体重を増やす覚悟ができ、食事をしっかり摂ることで、体重が増加していきます。体重は、年齢の成長に伴ったものになっていきます。以前より食事量がかなり増えていきますが、十分な食事を摂る期間が続くことにより適正な食事量になっていきます。

　食行動に関しての問題が大なり小なり残っていても、それが日常生活を支配することがなくなり、元の社会生活に順応していくことができる時期となります。その一方で、食事を食べる練習が始まっても、なかなかうまくいかず食べると苦しくなって、吐いてしまうパターンを続ける人もいます。しかし、そんなときにもあきらめず、ねばり強く長期にわたって治療を続けていくことが、回復への道です。温かいふれあいを通したわかってもらえている確信がキーになります。

＊図２－２の拒食期と過食期を短縮することも治療の目標になる。そのためにも、早期発見、早期対応が期待される。

7）治療と対応

実際の対応の様子を少し述べたいと思います。[2] 小児科を受診し、その後精神科でも併診した場合、小児科医の身体の診察に加えて、精神科医は手に触れ冷たいかどうかを確かめます。

神経性やせ症、回避・制限性食物摂取症の初診時には、まず「よく来てくれたね」とねぎらいの言葉で子どもと保護者を迎えます。「病院へは来たくなかったよね？」と問うと、本当に来たくなかったという表情を示す子どももいますが、たいていは遠慮しながら小さくうなずきます。

「まず、手を見せてもらおうか？」と手を見せてもらい、脈をおもむろにとり、「おー、手が冷たいね。脈も遅い……。うん、全然触れないね」と語りかけながら子どもの反応をみます。本人にも自分の脈と精神科医の脈の両方を触ってもらい、「私の脈はどく、どく、どくと力強いけど、あなたの脈はシーンとしていて、ほとんどわからないね」と本人が気づいていない身体の状態を、柔らかい言葉で少し驚いた様子で伝えていきます。

ここでけっして、脅さないことが治療関係を継続する鍵です。つい診る側の不安が厳しい言い方につながることが多いので、子どもの自尊心を傷つけない言い

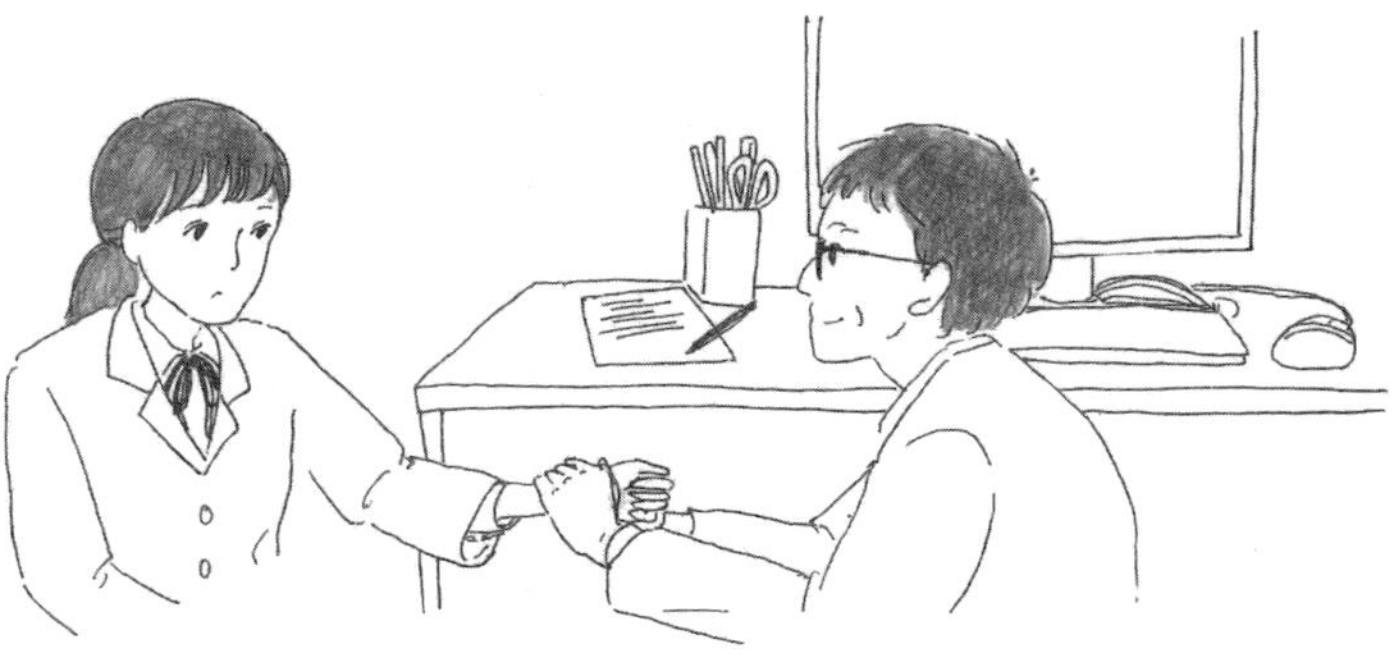

回しを保つようにします。健康な体重、標準体重を示し、現在の体重と比較します。標準体重の何%かを伝えた後、その数値について考えを聞きます。だいたい「多すぎる。みんなそんなにない」という答えが返ってきます。学校での平均体重を養護教諭に問い合わせ、差を比較することもありますが、学校での平均は標準体重に近いことが多いようです。

血液検査の結果から、身体の状態、栄養状態について説明します。* 日本小児心身医学会が提案している治療目標を示し、「日本の専門家が同意しているのだから一番信頼のおける基準です」と伝え、反応をみます。

同意すれば、その基準で進めますが、設定体重が多すぎるという場合には、どの程度の体重なら許せるか尋ね、現在の体重をキープすると言えば、まず体重をキープすることを次回までの目標とします。

具体的に体育、部活、食事量、食事内容を話し合い、次の診察日までの条件を決めます。通常は、次の1週間までは、体育・部活は見学、食事は3食きちっと摂り、バランスのとれた食べられるものを食べる、食事量は体重が減らない程度とします。

子どもたちは低いカロリーで大丈夫だと思っていることが多いので、小学生、中学生で成長に必要な量の基準を示し、説明します。初診時に持ってきてもらっ

＊クリニックでは、その日の結果説明は難しく次回の診察時になる。必要時には、結果が出たらすぐに家庭に電話を入れることもある。

た食事記録表*で必要量と比較検討します。2年近く続けることもあります。

診察終了時は握手をして再度手の冷たさや緊張を感じるようにします。「この握手が力になった」と子どもが後で話してくれたこともあり、治療への戸惑いや抵抗、想いを推し量ることもでき次回へのつなぎにもなることもあるので、忘れないようにしています。保護者との協力体制を築いていく意味でも有用と思われます。

学校との連携の必要性を説明し、学校への連絡の了承を得ます。その日のうちに学校へ電話し、学校での継続支援*をお願いします。受診後2回目以降も血液検査データや身体の状態、学校での様子を確認するだけでなく、脈をみることや別れ際の握手は続けます。学校での日々の測定結果における変化を見ることで養護教諭は治療の効果を実感できます。

治療は成長・発達に常にそして慎重に目を向ける必要があり、特に適切な栄養を摂取しているにもかかわらず成長、発達が停滞している場合は、小児科とともに綿密に治療していくことが大切です。

発病早期に治療導入となった外来治療では、良好な関係を結べれば、徐々に摂食量も増え、体重も増加します。神経性やせ症の重症例や、家族関係や対人関係がこじれて受診した場合は、体重測定ひとつをとってもトラブルが生じやすい

***食事記録表**：外来の食事記録表はそれぞれの施設特有のものを作成している。入院時の食事記録表は121ページ参照。

*体育の休止と血圧・脈拍・体温の継続的測定、体重は病院で測定し学校では測定しないこと、学校での様子を書いた簡単な記録を外来時に児に持たせること、書簡や電話を通して緊密に連絡を取り合うこと。

状態です。[*]トラブルを防ぐため、同じ空間で小児科医、管理栄養士とともにミーティング形式で治療にあたることもあります。

しかしながら、良好な医師・患者関係になるまでは長い時間がかかります。それまで、保護者とともに継続的に来院するなら、摂食障害の病態、血液データの意味を毎回ていねいに説明し、本人の希望を取り入れながら治療同盟を形作っていきます。体重の増加がみられず、摂食量が増えず、血液、尿検査のデータの改善がみられない場合は、入院基準を決めます。

それでも、状態が大きく変化しない場合は、子ども、治療者側、保護者の辛抱が長期にわたって続きます。その際、治療の目標、枠組みも基本は堅持します。傳田の言う「焦らず、あわてず、あきらめず」の精神が必要です。「部活動をするためにはこのくらいのエネルギーと体重が必要」、「遊園地に行くためにはこれくらい必要」と基準を示し、目標を設定します。

「これだけ食べないと遊園地には行けないよ」は、ネガティブな心に支配されている子に追い打ちをかける言い方なので、「お母さんが作ってくれた物をしっかり食べて（2000㎉食べて）、遊園地へ行こう！」とポジティブな言い回しを心がけます。

＊神経性やせ症の重症例として、過食・排出型があります。この場合、自尊心を失わないように接します。ゆっくりと味わいながら、規則正しい食事をとるようにアドバイスします。食事を抜くと過食になり、排出行為を止められなくなり悪循環に陥ります。「少しくらいの過食は大丈夫、排出行為を止めれば、過食はなくなる」と自信を持って言い続けましょう。嘔吐がある場合は、嘔吐の危険性を学びます。そのうえで、嘔吐がストレスの処理方法になっていることへ目を向け他のストレス処理方法を探します。家族と協力して、食後にトイレに行かない工夫をします。
また、嘔吐のみならずチューイング（食べ物を噛むだけで飲み込まないで吐きだす）による多数歯崩壊も報告されており口腔衛生指導も必要と言われています。神経性過食症での過食・嘔吐の対応も役立ちます（91ページ参照）。問題となる症状への対策も参考にしてください（第9章参照）。

2 回避・制限性食物摂取症

1）回避・制限性食物摂取症（ARFID）

回避・制限性食物摂取症（ARFID）は肥満恐怖も身体に関する病的なゆがみもありませんが、「食べて気持ち悪くなるのが不安、怖い」「食べることに興味がない」「におい、口に入れた感触、味に関する不快感」などの理由で食べものを避けるため、著しい体重減少や栄養不良にいたります。体重が減少していなくても、成長曲線に沿った体重、身長を維持できていない場合もあり、若年層を中心に増加しています。

2）身体への影響

回避・制限性食物摂取症においても、飢餓の影響が身体全体に出現します（図2－3）。やせの危険な指標として特に、低血糖、脱水、筋肉の崩壊があげられます。自覚症状はあり、疲労感も生じます。ただ、治療がうまくなされないと、動けなくなることもあります。

図2-3　体全体に与える影響（神経やせ症ほど重症化しない場合も多い）

【不食時】（やせ：低栄養、脱水、低体温）

……身体は省エネ運転／急激な栄養負荷・水分補給は危険（中心静脈栄養）

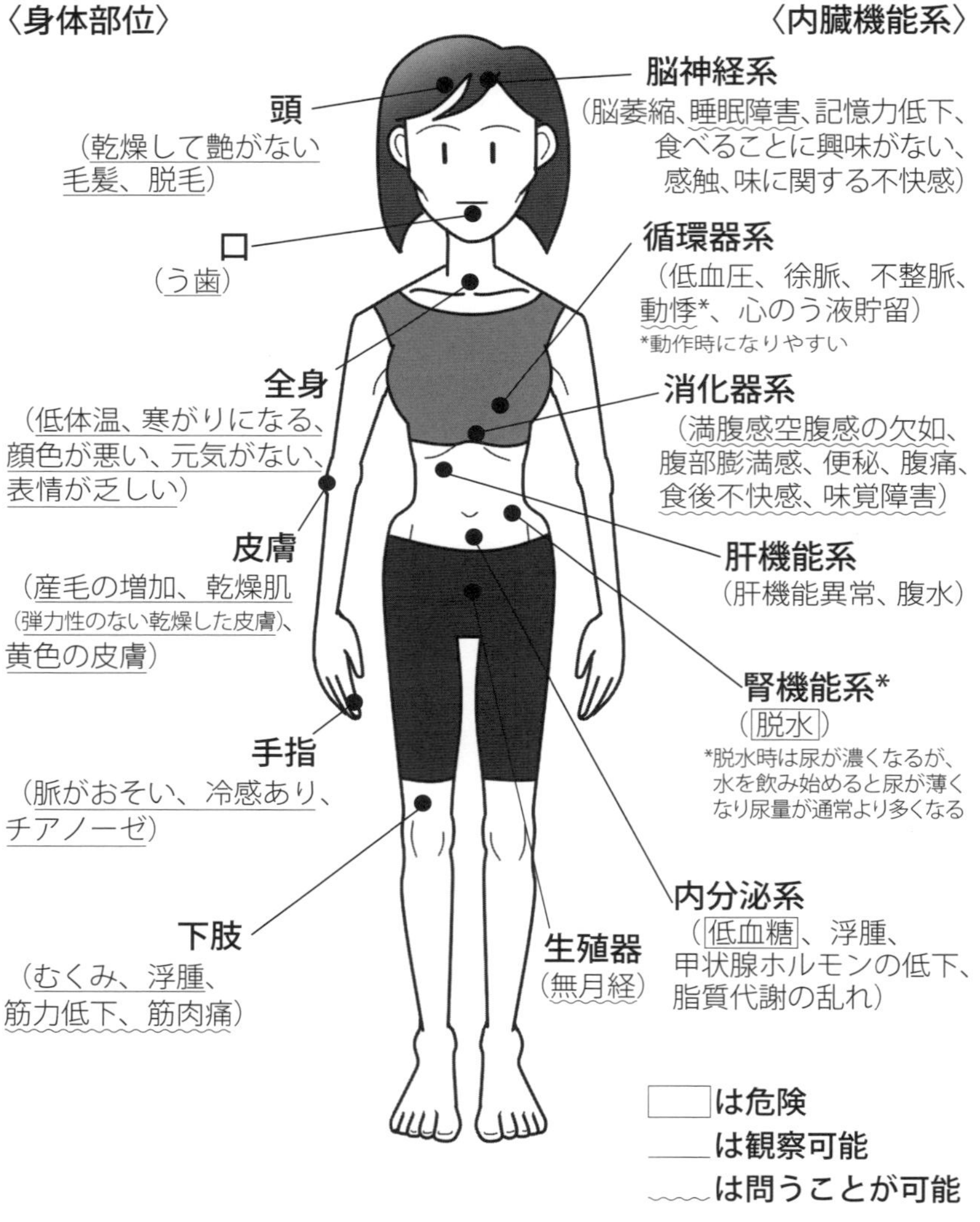

出典）渡邉久美、髙宮静男、岡田あゆみ　ほか：摂食障害の子どものこころと家族ケア～保健室でできる早期介入～、増補改訂版、p20、2018

背景に不安やこだわり、感覚過敏があることも多く、食べものを避けるきっかけ、継続する理由をつかむことが早期回復に結びつくことがあります。自閉スペクトラム症[*]、不安症群、強迫症などと併存することもあります。

*自閉スペクトラム症：136ページ参照。

3）対応と治療

食べないとき、食べられないときの対応は表2-1[*]で参考になる項目もあります。特に、1から4までは重視してください。支援にあたって重要な視点、子どもを大事に思う心は当然忘れてはいけません。外来治療で改善する割合が多いのですが、著しい体重低下で入院すると退院まで3カ月かかることもざらにあります。基本的な入院治療の枠組みは神経性やせ症と同じです。身体治療、栄養療法を始めても食事増量、体重増加への抵抗は少なく、体重増加を受け入れることができます。ただ、神経性やせ症の際行われる厳しい行動療法を用いると、症状が悪化したり治療自体がトラウマになり、さらに摂食量が減ることもあります。子どものつらさをくんだ丁寧な支援が必要です。

*表2-1：61ページ参照。

食事の増加量は少しずつで、食べることに慣れるのに結構時間がかかり、食べるリハビリに時間を要します。予後はさほど悪くなく、神経性やせ症と比べても、早く治療が終わることが多いようです。最初の治療をしっかりやれば、再発も多くはありません。

しかし、回避・制限性食物摂取症から神経性やせ症、神経性過食症へ移行する例もみられます。食べものへの無関心さ・回避・こだわり、におい、口に入れた感触、味に関する不快感、嘔吐など食べることにより生じる嫌悪すべき結果、食べることへの不安、恐怖の根源についてのアプローチも、身体治療中に必要です。

GOSC*の機能的嚥下障害*と他の恐怖状態は、嚥下、窒息、嘔吐の恐怖*などがあり、飲み込むことができなくなる状態です。食べ物を喉に詰まらせて怖くなったり、きょうだいや同級生が吐いた場面を見て怖くなったりすると食べられなくなります。

治療はまず食べられるものを食べる練習をします。固体が無理なら、液体から始めます。液体も無理なら、経管栄養から治療を開始します。食べられる物を摂取する練習を積めば、時間をかければ食べられるようになります。時に、抗不安薬や、胃腸薬、抗うつ薬を服用する必要があります。

＊GOSC：28ページ参照。

＊機能的嚥下障害：器質的には問題がないにも関わらず、食物を飲み込むのが困難な状態。低栄養や脱水症を引き起こす。

＊嘔吐恐怖：食べると吐いてしまうのではないかという強い恐怖感。

症例7 回避・制限性食物摂取症で入院した12歳女児（小6）

おとなしくて成績優秀な、いわゆる「よい子」と言われていました。ある年9月頃より夏かぜをきっかけに摂食量が低下。体重が24kgから19kgまで減少し、2つの病院を受診しましたが、「専門でないため詳しいことは他の病院で」「子どもは診ていない」といわれ、11月に総合病院小児科を紹介されました。

かなりやせていて過活動が見られ、低血圧、徐脈、低血糖、高度の肝機能障害、脱水、筋崩壊がみられました。「食べると気持ち悪い、飲み込むのが怖い」といった訴えはありましたが、身体に対する軽いこだわりはあるものの認知のゆがみはなく、やせている自覚がありました。やせ願望もありませんでした。

小児病棟へ緊急入院し、小児科とともに多職種によるチーム医療を開始しました。入院後、つらさの受容、意思の尊重を重点に置き、食事の量と、内容、安静度は本人との話し合いをして決めることを約束しました。父母も話し合いの機会を増やし、交替で付き添いました。輸液は約1カ月必要でしたが経管栄養は必要ありませんでした。栄養指導に基づき、800kcalより開始しました。

「食べるリハビリ」を合い言葉に治療していった結果、摂食量が増え、28kgで翌年3月、4カ月の入院後退院となりました。諸検査の異常値も体重増加、飢餓状態を脱することにより正常になりました。

養護教諭のチームへの参加もあり、学校への復帰はスムーズにいきました。引き継ぎも良好で、養護教諭を中心に学校での支援もきめ細かくなされ、発症してから3年後の4月には156cm43kgとなり、初経もありました。入院中から退院後も、学校でのつらさ（昼食に時間がかかることに対しての叱責とからかい、体育でみんなと同じレベルを要求されること）に関して、心理士のカウンセリングを受け、本人なりの割りきりと、自身の強みに関する気づきと自信が生まれ回復にいたりました。高校、大学のときには、長期休みになると病院に顔を出し、再発もみられませんでした。

〈ポイント〉 回避・制限性食物摂取症で、認知のゆがみ、肥満恐怖もありませんでしたが、長期入院と長期フォローが必要な例です。心理面での支援は支持的に行い、わかってもらう体験を積み重ね、食のリハビリをめざすことにより回復していきます。

3 乳幼児期の摂食障害

幼児期または小児期早期の哺育障害*はあまり知られていませんが、小児科分野では時々経験します。DSM－5*では、回避・制限性食物摂取症に含まれるようになりましたが、以前は独立した項目に分類されていました。十分に食べられないことが続き、体重増加がまったくないか、著しい体重減少を伴うことで明らかになります。一般の消化器系か身体疾患によるものではなく、食べものが目の前に十分あっても食べなくなり、哺育障害になります。

乳児がこのような状態になると、母乳も飲めず、1歳になっても首が座りません。その子の発達や基礎疾患の問題、または親自身が養育や精神疾患などの問題を抱えていることによって、生じることがあります。家族間の問題や母子相互関係の問題の表れとして、子どもが食べなくなることもあります。

母親自身が神経性やせ症などの摂食の問題を抱えていたり、母親の思いが強すぎて食事の与え方が不適切になったりすることがあります。一方、子どもの側に、味覚や口腔内の感覚過敏*や触覚過敏*があるなど、摂食に関する困難さを持つこと

***哺育障害：** 乳児期と早期小児期に特異的で、多様な摂食に関する症状を示す。十分に食物が与えられ、適切な養育者があり、器質性疾患がないにも関わらず、拒食と極端な偏食があるのが一般的な症状である。

***DSM－5：** 22ページ参照。

***感覚過敏：** 口腔内に食べ物が入ったとき、ぬるぬる感、辛さ、濃さ、熱さ、冷たさなどを強く感じたりすること。

***触覚過敏：** 口腔内で、食べ物が触ったとき、舌や口蓋に触れたときなどに違和感が生じること。

もあります。さらに食べないことに対する母の焦りやイライラ、子どものカロリー摂取不足からくるいらだちや成長発達の遅れが見られ、それがさらに摂食の問題を悪化させます。イギリスの報告[4]では、摂食障害の子どもたちの約20％が乳幼児時代の摂食困難を経験しているようです。

このような子どもたちは入院して点滴や鼻からチューブで栄養を与える治療をしていきながら、一方で母親の支援をしていきます。支援がうまくいくと治っていきますが、何回も入院を繰り返す子もいます。親と子の関係の観点からとらえた治療が必要になっています。

症例8　**哺育障害の1歳6カ月女児**

離乳が始まった頃から、食べさせようとしても口に入れず、入れても出すようになりました。座った姿勢がとれなくなり、地域の小児科から紹介されて小児病棟へ入院しました。母子入院となり、母親はずっと付き添いました。栄養は経管栄養から始め、ミルクは母親が与えました。入院当初、子どもは顔色不良で表情もなく目も合わせず、泣き声にも力がありませんでした。

母も焦りややつれが目立ちました。最初、母はミルクを与えるのもぎこちなかったのですが、看護師の指導の下、子どもは徐々にミルクも力強く飲むようになり、母親を見つめるようになりました。退院前には座位が可能になりました。

母親は看護師と、子育てについての話もしました。退院後、外来通院になってからも母親の悩み相談は続けました。祖父母との関係、家族のこと、近所付き合いなど話ははずみました。父親の協力も得られ、母の孤立感は減りました。

子どもは歩けるようになってすぐは、母親から離れませんでした。しばらくすると診察室で、母親とおもちゃの間を行ったり来たりするようになりました。半年後くらいからは勢いよく医師のところへ走って入ってくるようになり、ふと気づいて後ろを振り返り、母を見て安心したかのようにおもちゃの所へ行くようになりました。

やせ気味だった母親も食事量を増やし少しふっくらとしていきました。母親には、子どもが安心できるように少しのことで動揺せず、心配事があったらすぐ相談するように伝えていきました。食事もしっかり摂れるようになり、標準体重に戻りました。

〈ポイント〉 母子ともに入院し、適切な栄養補充と育て直しが必要でした。母子双方の安心感の獲得、アタッチメント*の形成と見守りにより回復しました。

＊アタッチメント：発達心理学などで母親と子どもの間に育まれる愛情や結びつきのこと。

第3章

過食性障害と神経性過食症

（体重減少がみられない時の状態、支援、治療）

1 過食性障害（ＢＥ）と神経性過食症（ＢＮ＊）

過食性障害と神経性過食症は一定の時間内で、客観的にみて明らかな過食の症状を繰り返し、食べ物の種類や量などがコントロールできない感覚に陥ります。過食性障害では、空腹でなくても食べたり、苦しくなるまで大食したり（表3－1参照）、異常な速さで食べたり、食後に自己嫌悪・抑うつ・罪責感におそわれます。神経性過食症は、体重増加を防ぐための不適切な代償行動（自己誘発性嘔吐、下剤・利尿剤・薬剤の乱用など）を伴います。

子どもの場合は、過食性障害と神経性過食症は非常に少なく、過食になる前に回復する例も多いのですが、神経性やせ症などから過食性障害と神経性過食症になり長期間苦しむ子どもたちもいます。

ここでは過食してしまった子への対応や摂食量が著しく減った後の過食に関して詳しく述べたいと思います。過食性障害と神経性過食症の子どもたちの治療の基本は飢餓状態に対する反動、身体の反乱の時期としての過食、食べざるを得ないという視点に立つことです。

＊ＢＮ：Russellが1979年に命名した用語で、その臨床像を詳細に記載している。特徴として❶自己抑制できない過食の衝動❷過食後の自己誘発性嘔吐また緩下剤の使用❸肥満に対する病的恐怖が挙げられている。

表3－1　大量摂取の例

7:00 〜 8:00	ご飯140g、味噌汁、 豚ヒレ肉生姜焼き５切、 レタス、野菜グリル、 ピーマン煮浸し、 ごぼう昆布煮、 生姜、キウイ１個、 パン２個
8:30	野菜かりんとう２袋、珈琲ゼリー３個、ビスケット２袋、ジンジャエール、おしゃぶり昆布１袋
10:00	野菜かりんとう１袋、冷凍フルーツ、乾パン１袋
11:00	メキシカンラップサンド１個、レタスキウイ１個、海老２尾、ズッキーニ、パン１個、冷凍フルーツ

1日3～4回、ゆっくりと味わいながら食事を摂ることと、摂食する度に自分自身に「よく頑張っている」「つらくて苦しいのによくやっている」と語りかけることを習慣にするとよいでしょう。それでも食欲が制御できず、混乱して暴れてしまうこともありますが、落ち着くまで、家族が1時間ほど手を握り、身体をおさえることが必要なこともあります。身体症状として、神経性やせ症でみられる低栄養による症状はみられません。

神経性過食症では、主な症状は代償行動によることが多く、重要な症状として嘔吐や下剤による脱水と低カリウム血症*があげられます。カリウムが少しずつ低下した場合は、低カリウム血症の症状が目立たない場合があります。カリウムが低下すると不整脈がみられ、重症例では死にいたることがあります。嘔吐が激しい場合には、嘔吐による唾液腺の腫れや逆流性食道炎、食道からの出血がみられることもあります。胃液により歯のエナメル質が溶けてしまい、歯がすべて抜けることもあります。

こころへの影響として、通常、過食では後悔や自責の念と抑うつが生じやすく、体重が増えると引きこもりになりがちです。失敗や人間関係のトラブルが引き金になり過食が始めることが多く、過食をすることで後悔し自分を責め、抑うつ感が強くなり、嘔吐をしてほっとすることも多いようです。そのため、やめること

＊低カリウム血症：血清中のカリウム濃度が基準値以下になる状態。次のような場合にみられる。❶カリウムの摂取不足＝飢餓、栄養不良、胃腸障害。❷カリウムの過度の損失＝嘔吐、下痢、利尿剤の反復投与。❸カリウムの細胞内移動＝家族性周期性四肢麻痺、筋無力症などで起こり、筋肉を麻痺させる。❹腎不全。❺副腎機能亢進症など。低カリウム血症では、食欲不振、吐き気、嘔吐、呼吸困難、心電図の変化などが起こる。

が難しくなります。

2 過食時の対応

まずは、過食性障害や神経性過食症についてよく学ぶことです。不食時もそうですが、敵を知らないと対策が見つかりません。摂食中枢*と満腹中枢*が働かなくなっていることをきちんと理解し、これらの中枢が機能するような働きかけを試みることがまず求められることです（表3-2）。

2番目に、食事を抜かずゆっくりと味わいながら1日、3〜4度の食事を規則正しく食べることと、過食時の食行動記録表*をつけることです。3度の食事を規則正しく摂り、脳に規則正しい刺激を送り、脳から規則正しい刺激を胃腸に送ることが大きな目的です。

このようにして、脳の摂食中枢・満腹中枢が働きだすようなリハビリを開始します。過食が長く続き、なかなかやめられないときには、専門機関の支援が必要となりますが、まず、自身で試みることに意味があります。自身の過食にいたる過程を把握する意味でも、過食時の食行動記録表をつけることは過食時には特に

表3-2 過食時の対応

1	過食性障害や神経性過食症についてよく学ぶ
2	食事を抜かずゆっくりと味わいながら1日3〜4度の食事を規則正しく食べる／食行動記録をつける
3	標準体重（20%以内）にできるだけ近い体重に戻す
4	ストレスをためないようにする。ストレス処理の方法をたくさん持っておく
5	完全主義の人が多いことに気づかせ、ストレスを和らげる、ほどほど感覚を身につける
6	過食をしていないときに何をしているか分析し、「きっかけ探し」をする
7	食べることを恐れない、体重増加に耐える

有効ですが、続けるのは難しいようです。

　過食性障害や神経性過食症になると、なぜか面倒くさがりなかなかつけたがりません。過食になったらつけなくなることが多くなります。支援者は、ねばり強く食行動記録表をつけることの意味を説明する必要があります。また、味のことなど忘れていることも多いのですが、かつてなんでも食べることができていた時の味の記憶を呼び起こすように、ゆっくり食べることが大切*です。

　3番目に標準体重（20%以内）にできるだけ近い体重に戻します。体重が少ないということは食事量が少ないということであり、過食しやすくなる状態が続き、過食から離れることは非常に難しくなります。4番目に、ストレスをためないようにすることも過食を防ぐコツです。ストレス負荷がかかると過食に走りやすくなります。もしくは、多くを食べるかほとんど食べないか、全か無か、0か100かという感じになります。したがって、ストレスをためないようにするか、ストレス処理方法を見つけることが必要になります。そこで過食時の食行動記録表やカウンセリングなどを利用してストレス対策の方法を見つけるか、「ほどほど感覚」を身につけてもらいます。

　次に、過食をしていないときに何をしているかを分析する「きっかけ探し」が必要になります。過食をしていないときは何をしているのか、何を考えているの

＊摂食中枢：視床下部の外側野にある。空腹を感じる部位。

＊満腹中枢：視床下部腹内側核にある。満腹を感じる部位。

＊食行動記録表：食行動を振り返り、過食のきっかけ、そのときに感じたこと、代替方法の有無などを記録する。診察時に内容を話し合う。

＊不食時には、食事に2時間以上かかることもあり、何度も噛んだり、口の中に食べ物がとどまったりしている状態になる。一方、過食時の食べる速度は非常に速く、ほとんど噛まず、流し込むかのような様子が見られる。

過食事の食行動記録表

日付	食事の状況（いつ、どこで、誰と）	食事の内容	考えや気持ち（どんな気分）	行動（どんな行動をしたか）	代わりにできたこと（他にはどんな方法があるか）

か、中断したときのきっかけは何かを思い起こすことです。ほとんどの場合、一日中過食するわけでもなく、学校へ行っているとき、友達と会っているとき、部活をしているとき、母がそばにいてくれるとき、などは過食しないですみます。過食していないとき、短時間で過食を終えたとき、過食せずにすんだときのきっかけを思い出し、まず実行してみる価値はあります。過食してない時間何をしているのか、例外を探します。

最終的には「食べることを恐れない、体重増加に耐える。自分は自分だし、よくやってきているのだし、頑張っているからまあいいや」という形であきらめの境地になると抜け出すことができます。少しくらい体重が増えてきてもいいのだと考えられるようになるとよくなっていきます。

保護者は本人の行動に動じないことが求められますが、そう簡単ではありません。保護者の相談相手となるカウンセラーなどの支援者がいた方が、適切に行動できるようです。規則正しく、ある程度食べて、体重も増えてきたことをがまんできるように、保護者も支援を続けていければよい方向に向かいます。

例えば「今はつらいけど、これをゆっくり味わいながら食べていたらよくなるよ。ここを抜けると絶対よくなるよ」と、本人へ伝えます。本人が保護者と一緒に闘っていけるということが、改善の方向に向かう道です。

3 神経性過食症の治療と病態

神経性過食症の子どもたちには、支持的精神療法*と認知行動療法*を基本とした治療を行います。時に対人関係療法*も用います。NICEガイドラインでは、家族療法（FT-BN）が勧められています。過食嘔吐の苦しさをくみ、つらさに寄り添いながら、傳田のいう5つのステップ、「❶自らの症状を把握する❷3食きちんと摂る❸嘔吐・下剤・利尿剤などをやめる❹問題を解決する（対策をできるだけ考え実行する）❺過食に代わる活動を見つける」を進めていきます（表3-2）。認知行動療法では、過食時の食行動記録表を用いて話し合うことが多いようです。

過食期がこない人もいます。年齢が低い方が過食になりにくく、年齢が上がれば上がるほど、過食になる可能性が高いようです。

なぜ過食になるのかということを考えてみましょう。拒食の時期が長ければ長いほど、脳の摂食中枢という部位が、栄養がこないことをがまんさせられています。空腹感も、満腹感もわからない状態になっています。その中枢が低栄養に耐

＊支持的精神療法：本人の心の中に少しでもある、治りたいという気持ちに寄り添って回復に向かって一緒に工夫していく治療法。しかし、摂食障害の場合は「食べたくない」と言っている子どもの気持ちに添って食べなくてよいと支持するわけではなく、食べたくないという言葉の背景にある「何とかしてほしい」という気持ちを見つけていく必要がある。また、家族が抱えている不安や焦りに対してもねばり強く支持的に接していく。

＊神経性過食症に対する認知行動療法（CBT-E）：平成30年4月1日から、厚労省による施設基準を満たす施設で、マニュアルに従って実施すると計16回の診療報酬算定が可能となった。

＊対人関係療法：食行動異常に焦点を当てず、「重要な他者」との「現在の」関係に焦点を当てて治療する方法。マニュアル化されているが、神経性過食症に効果があるといわれている。神経性やせ症への応用も徐々に進められている。

えることができなくなり、爆発して過食になります。

できるだけ早い時期に十分食べることができるようになると、がまんしすぎないうちに食べ始めるので、過食にならないこともあります。そして、年齢が低い方が、なぜ過食になりにくいかというと、周りが関わってくれて、対立も少ないため、「みんなからわかってもらえた」という感覚が早く得られるからでしょう。

年齢が高くなり、特に反抗期に達していると、親や周りの人からわかってもらえていない感覚が強くなり、「わかってもらえている」感覚が得られるまで、かなり時間がかかります。本人のわかってもらえていない思いが長く続けば続くほど、不食期が長く続くか、過食にまでいたります。

4 過食期の対応（不食期〈摂食期〉からの過渡期）

不食期が過ぎ、多量に食べものを摂取するようになった時期を過食期と呼びますが、その時点で親や周りの人が適切に対応することができれば、そこで止まります。

しかしながら、本人にとって、食べるようになったのはかなりつらいことですから、食べ始めたことを親や周りが喜びすぎたり、「いつまでこんなことを繰り返しているの」と批判される場合、そのつらい状況を親や周辺の人々にわかってもらえていないと思い込み、過食になる場合があります。

本人自身は根底にある「周りの人に認められたい」という気持ちに気づいていないことも多いようです。過食期のときに受診でき、本人も過食期から脱却したいという思いで過食と向き合い、治療に早く入れれば、短い期間の過食期で抜けることができます。本人がそのときの過食期のことを秘密にしたり、話すことが恥ずかしいため明らかにしなかったりすると、過食期の期間が長くなります。明らかにしてつらさを言えたら、そこに対してどう対策を練るか親子で話し合いができ（表3－3参照）、医療の場でも相談でき、お母さんの援助も得られ過食期が短く、過食性障害や神経性過食症の状態にならなくてすむこともあります。

したがって、過食期になったときが実は一番の勝負時です。ここでよくなる方向に行くか、まだ長く続くことになるかが決まります。過食期になったときに、いかに親として、その子のつらさに共感し、そのつらさをなんとかみんなで解決しようという形で話し合いの場に持っていけるかどうかが大切になります。

そこを本人も親も秘密にして、その間に過食期が進むと、そのまま過食性障害や神経性過食症になり、適切な対策をとるのが遅れます。適切な対策がとられる

表3－3　過食期（過食しそうになった時）、家族が本人へすすめる対策（傳田を改）

①友達と10分間電話する
②家族と10分間話をする
③顔を洗う、髪をとかす、10分間歯を磨く
④お風呂に入る、シャワーを浴びる
⑤氷を口に含み、時間をかけゆっくりなめる
⑥ラジオ体操をする
⑦サンドバックを思い切りたたいたり、蹴る
⑧学校へ行く、塾へ行く、好きな勉強を始める
⑨今の気分や気持ちを食行動記録に書く
⑩過食の衝動がおさまるまでじっとがまんする

傳田健三（2008）子どもの摂食障害―拒食と過食の心理と治療―、新興医学出版社

と過食性障害で止まりますが、適切な対策をとれるまで長ければ長いほど、神経性過食症や神経性やせ症過食・排泄型になる可能性が高くなります。過食症になっても、本人、支援者が対策をしっかりと相談でき、実践できれば、時間はかかりますが、改善していきます。

不食から過食にならず回復すればそれでよいのですが、過食期がきたらそこは大きなターニングポイント*です。本人のつらい気持ちをくみながら、本人が「食べ過ぎそう」と言ってきたら、「一緒にがまんしよう」とお母さんが手を握り、協力して辛抱しようという形でもよいのです。

症例9　不食期から過食期14歳女児（中2）

14歳のとき、体重33・5kgとなり4カ月入院し、41kgで退院しました。退院後、学校での支援もあり順調に経過していましたが、退院2年後、徐々に食欲が抑えられなくなり、毎夜、泣き、叫び、暴れる*ようになりました。父母が抑えて止めようとしても、暴れてどうしようもないといい、診察時には抑うつ的*で、消耗していました。

＊ターニングポイントの支援：十分な量の食事を1日に3～4食規則正しく続ける支援が基本。「たくさん食べても大丈夫」と安心感を与える声かけを続ける。それでも難しいときは、上記の対応となる。

＊泣き、叫び、暴れる：長期間続くこともあるが、症状改善とともに減少し最終的にはなくなる。保護者はかなりつらい思いをするが、声かけ、寄り添いなどさまざまな工夫が必要である。子どもの回復を信じ、大事に思う心を持ち続けることが肝要。場合によっては薬物療法を行うこともある。

＊抑うつ：15ページ参照。

薬物療法*を開始し、２週間後の診察時には、明るく、「お母さんの助けを借りて、だいぶ辛抱できるようになった。回数も減った」と答えました（GHQ得点*48→19）。その後、２カ月間は体重の変動もなく、過食も制御できていたため、３カ月目より服薬を中断しましたが、過食が再燃し２カ月で５kg増加しました。

再びうつ的になり、薬物療法を再開し、うつ症状が改善、体重も維持、過食も制御可能となりました。８カ月後には体重増加へのこだわり・恐怖感も減少しました。高校卒業時には、摂食障害の症状はなくなりました。

〈ポイント〉過食期にうつを合併して、こころの奥底からのつらい思いを訴え、両親の努力と薬物療法で早期に対応した結果、神経性過食症にならずにすんだ例です。神経性過食症になる前の過食期に発見でき、適切な支援ができると改善に向かいます。

***過食期の薬物療法：**抗うつ薬であるセロトニン取り込み阻害薬（ＳＳＲＩ）を利用することがある。

***ＧＨＱ得点：**ＧＨＱ精神健康調査票（The General Health Questionnaire）は質問紙による検査で、精神の健康度を評価できる。うつ状態など心身の状態把握に使われる。

第４章

神経性やせ症の予後と予防

1 経過とフォロー

小児期に発症した神経性やせ症で10年以上フォローされている例は、非常に稀です。報告によると、5年10年と長いスパンでみていくと時間経過と共に回復する割合が増え、7～8割が摂食障害から回復していきます。摂食障害の累積回復率をみると、経過と共に次第に回復が頭打ちになり、プラトー*に達します。

しかしながら、長期経過した後に、治療や支援により回復する症例も報告されています。我々の経験でも、同じような経過をたどることが明らかになっています。10年以上経過後、回復し健康を取り戻し、大きな問題なく家庭生活や職業、社会生活を営み、結婚、妊娠、出産、育児というプロセスをたどっています。

また、さまざまな予後因子が言われています。例えば、発症年齢、入院時の低体重、罹病期間、精神疾患の併存、パーソナリティ障害*、社会的問題*、家族の障害や問題です。これらの予後因子は、10代で発症した神経性やせ症の研究では、意見がわかれています。転帰調査から、早期発見、早期対応が極めて重要といわ

＊プラトー：それまで変化していたものごとが定常状態になること。

＊パーソナリティ障害：認知（ものの捉え方や考え方）や感情、衝動コントロール、対人関係といった広い範囲のパーソナリティ機能の著しい偏りから障害（問題）が生じるもの。

＊社会的問題：教育、就労、非行・貧困、住宅、環境などの問題。

れています。[1]
A病院小児病棟へ入院した神経性やせ症摂食制限型の子どもたちで、入院後10年以上経過した患児41例の10年後の転帰と転帰に影響する因子を調べました。[2] DSM-5の診断基準に基づくと10年後の転帰は完全寛解63％、部分寛解（体重は回復したが、体重増加に対する恐怖や体型に関するこだわりは残る）22％でした。
縦断的経過は図4-1に示します。最初の5〜7年は着実に回復していきますが、7〜10年は回復速度が緩やかになりました。10年以降はほぼ横ばいでした。体重が標準の80％まで回復した割合は完全寛解、部分寛解にあたり、摂食制限型の85％でした。生活面は完全寛解で3名に不安はあるものの26名とも順調、部分寛解の患者では、9名とも不安はありますが順調であり、2名のみが不安定でした。また、未寛解だった6名のうち2名が不安定で全体の4・9％でした。（ここでいう順調とは、通学・通勤がほとんど休みなくできている。不安は、学校生活、職場生活に関して不安の訴えがある。不安定は、通学・通勤ができていない。）
Cox多変量解析に基づくと、複合的な家族因子のみが10年後の完全寛解、部分寛解のアウトカムに影響しました。摂食障害の原因やきっかけは、さまざまなものが入り込んでおり特定できませんが、予後に関しては家族の影響が強いようです。このことは、子どもの摂食障害治療においては家族の詳細な分析と家族へ

図4-1　縦断的経過（累積カプランマイヤー法）

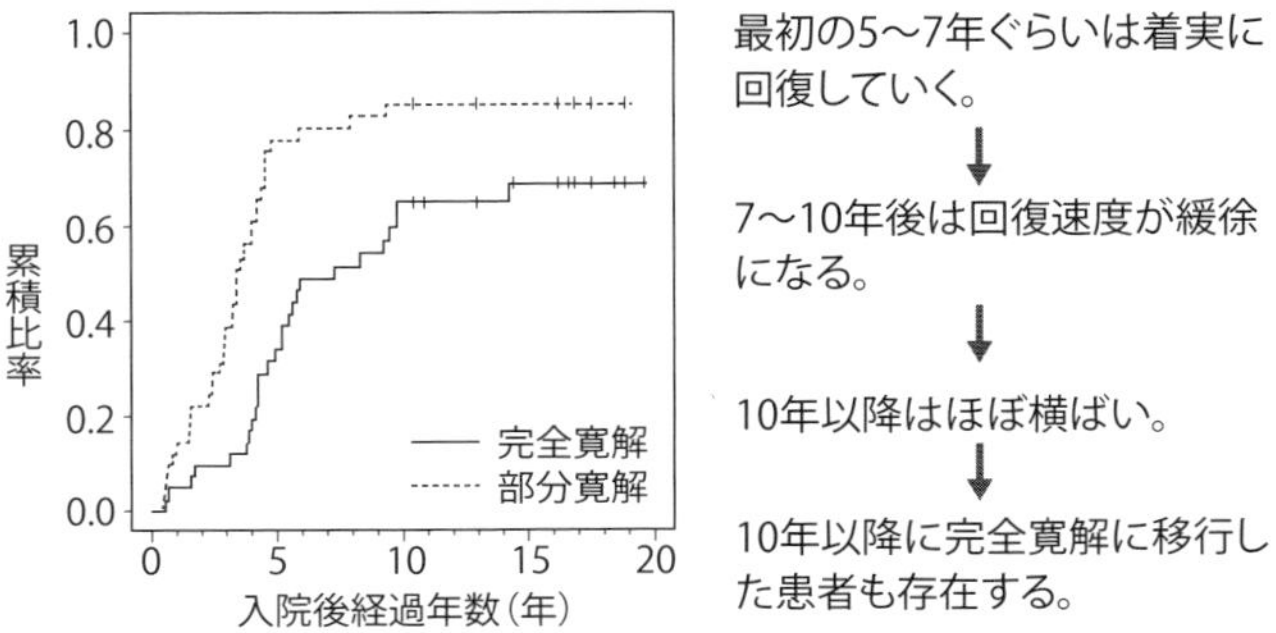
累積比率
1.0
0.8
0.6
0.4
0.2
0.0
0
5
10
15
20
入院後経過年数（年）
完全寛解
部分寛解
最初の5〜7年ぐらいは着実に回復していく。
7〜10年後は回復速度が緩徐になる。
10年以降はほぼ横ばい。
10年以降に完全寛解に移行した患者も存在する。

の治療的アプローチ（家族支援や家族療法)*を重点的に行う必要性を示していると考えられます。[2)]

1）再発

神経性やせ症は一度回復しても、人生の困難や大きなストレス負荷で再発しやすいと言われています。再発例も報告されており（子どもの報告は出ていませんが成人では30％以上の報告もあります）、再発時には過食・排出型や神経性過食症に移る例が多いと言われています。

A病院では、長期にわたりフォローしていますので再発例はほとんどないのですが、再入院例や病型の変化はみられます。入院後10年経過した子どもたちの退院後再入院は17％あり、病型の変化は24％でみられました。再発予防の試み（ストレッサーを見つけ対処するなど）は報告されています。

＊**家族療法**：家族全体を治療の対象とする治療法のこと。数種類あるなかでも、最近はFamily-based treatmentが子どもの治療で推奨されている。家族療法以外の家族の支援という立場から家族会など家族へのアプローチも日本では実施されている。

症例10　**神経性やせ症を再発した11歳女児（小5）～20歳再発**

標準体重マイナス26・8％で入院となりました。3回入院しましたが順調に回復し、15歳にていったん終診となりました。終診時には、何か困ったことがあったら早めに連絡するよう伝えました。父母に倦怠感などの身体症状があり、父母の治療を継続しました。20歳のときに外出時の不安症状と体重増加への恐怖で来院後定期的に通院しました。

再来院時にあった体重増加への恐怖は、不安症状改善のための薬物療法と支持的精神療法により不安軽減とともに消失し、24歳のときに完全寛解しました。その後、結婚し外国在住で1児の母となっています。

〈ポイント〉再発例ですが、早めに受診し、再度寛解となった例です。終診時の声かけ、父母のフォローにより早めの受診につながったと考えられます。

2）その他の摂食障害の予後

子どもの神経性過食症、過食性障害、回避・制限性食物摂取症の予後に関しては、はっきりしたデータは報告されていません。成人では神経性過食症は1年で27～28％、10年で70％以上が回復すると報告されています[4]。回避・制限性食物摂取症から神経性やせ症や神経性過食症に変わることも報告されています。

症例11　神経性過食症が長期にわたった14歳女児（中2）

もともと標準体重のプラス20％で推移していましたが、運動部の部活動でキャプテンになり、身体をしぼって大会に臨もうとして急激に体重が減少しはじめました。標準体重近くなった頃から、食事を止めることができなくなり、毎日のように夜中にコンビニまで食べものを買いに行くようになりました。体重がこのまま増えるのが怖くなり、緩下剤乱用が始まりました。1度に100錠も飲む日もでてきて不安になり、母に連れられ受診となりました。

受診時には、やつれ切った表情でした。過食をしていないときに何をしているか、過食を中断したときのきっかけを一緒に探し、過食しないで緩下剤も少量ずつ減量していきました。

抗うつ薬などの薬物療法、認知行動療法も同時に行い、過食のきっかけを見つけ、そのきっかけから過食に向かわないようにする作戦を練りました。将来の目標も見つかり、目標に向かってコツコツと努力を重ね、自信が回復していきました。徐々に過食は治まり、緩下剤も減り、4年後にはなくなりました。

〈ポイント〉長期にわたり、あきらめずに治療者と共にねばったことで、将来の目標が見つかり、目標へ向けコツコツと努力を重ねたことが摂食障害の回復につながりました。

3）小児科から内科・精神科への移行について[5]

従来、日本では成人した小児慢性疾患患者をキャリーオーバー患者と呼び、小児科、成人科のどちらかがその患者の医療を受け持つかが問題となっていました。小児科から成人科への移行は患者やその家族にとって、大きな意味を持っています。

　摂食障害の子どもたちの診療は、小児科が担当することが多いですが、中学を卒業し高校へ入学した際、小児科受診を続けることも、心療内科や精神科へ移行することもあります。小児科医や小児科のスタッフと慣れ親しんだ子どもやその保護者にとって、心療内科や精神科の受診による新たな出会いへの不安は大きいものです。そのため、移行には用意周到なプランが必要です。

　つまり、小児科、心療内科や精神科からの子どもと保護者へのていねいな説明、合同カンファレンスや個人的な面談を通した顔の見える連携が大切です。その際に、学校との連携、進路、並行診療を特に考慮します。

〈学校との連携〉

　移行期には、子どもは在学中のことが多く、学校との連携が必要なことも多く経験します。その際、学校での支援体制や支援内容の確認、引き継ぎを確実にしておかないと、学校での対応が不適切なものになることがあります。可能なら、担任や養護教諭などの学校関係者と面談し、引き継ぎをしておきたいところです。

〈進路〉

移行過程で生じた進路の問題は、送る側と引き受け側の意見の相違がみられるかもしれません。その際、重要な点は、身体症状に応じた無理のない進路選択を、本人の意向を中心にして、本人が主体的になれるよう、本人、保護者と相談しながら進めることです。

社会復帰がなかなかできない場合は、支援センターなどの福祉サービス、不登校や引きこもりの相談機関*、家族会などの社会的支援との連携、紹介も必要になってきます。心理士や精神保健福祉士、社会福祉士、作業療法士、管理栄養士などの専門家との連携も常に頭に入れておき、すぐに行動できるようにしておきます。

*引きこもりの相談機関：各地の保健所、精神保健福祉センター、引きこもり地域支援センター、引きこもりサポートネット、NPO支援組織など各地に相談機関ができています。

〈並行診療〉

子どもと保護者が、小児科と成人科の連携がしっかりとれていると実感できると、移行後も治療が順調に進みます。我々の経験からは小児科と精神科が長期併診することで子どもと保護者が安心感を持ち、移行期が自然に迎えられることがありました。その意味で並行診療は常に考えておきたいものです。

4）回復を長引かせる要因

摂食障害という疾病に関して、正しい知識を持つまで時間がかかることが第一に挙げられます。保護者が「体重が戻ったからそれでよい」と考えてしまったり、保護者から協力が得られなかったり、必要以上に不安になったり、支持力の弱さ、子どもへの気づきのなさや覚悟のなさも長引かせる要因になります。

また、本人のこだわりの強さ・衝動性、やせへの執着心の強さ、余裕や融通性のなさ、甘え下手など本人の個性に由来する要因もあります。過食、嘔吐、緩下剤乱用、併存症が回復を妨げる可能性も指摘されています。

いったん、過食、嘔吐、緩下剤乱用が始まると、回復に倍以上の年月が必要になることがあります。併存症に関しては、併存症の治療がうまくいくと摂食障害自体も改善することがあります。ただ、併存症と複雑に絡み合っていると、改善に時間を要します。回復しないと決めつけず、絶望することなく希望を持って病気に向かい合うことが回復に必要なようです。

症例12　**神経性やせ症が長期化した12歳女児**（小6）

3カ月で体重が31kgから28kgに減少したため、A院で入院をしましたが、保護者の意思で早期退院となりました。その後、B総合病院精神科を紹介受診し入院となりました。入院時体重は23・1kg（標準体重の60%）でした。

B病院では、こだわり・衝動性や治療抵抗が強く、保護者からの協力も得にくく、入院継続が難しいため、C病院転院となりました。転院後、問題行動が多発し、食事摂取も進まないため3つの病院に5年間入院。退院後も含めて経管栄養が8年必要でした。ある病院では、危機的状態から回復したこともありました。

寝たきりの期間も長く、手足などに身体障害が残っています。ボランティアやヘルパーなど社会的支援を受けるように働きかけ、希望を失わないように支援を続けた主治医が転勤になったため、紹介受診となりました。

食事は経口摂取が可能となり、食事や体型のこだわりも著しく軽減しています。大学は支援を得て卒業し、支援センターに通いました。

〈ポイント〉長期にわたって治療が必要だった例です。病院間の連携をしっかりとり、継続的な診療を途切れることなく続け、家族を中心に、あきらめず、ねばり強く支援を続けることが極めて重要です。

2 予防

通常、予防は第一次予防、第二次予防、第三次予防にわかれます。第一次予防は発生予防により発症率を減らすこと、第二次予防は早期治療、再発予防によって有病率を減らすこと、第三次予防は、リハビリテーション活動により社会復帰をすることと言われています。

第一次予防の優れたプログラムは今のところ存在しません。予防介入の効果を確かめることも困難と言われており、第二次予防が中心に行われてきました。

しかしながら、早期の発見が難しく、早期介入・早期治療も進んできませんでした。摂食障害の二次予防は学校との連携を通して、早期発見、早期対応で進んでいくことが予想されます。

一次予防に関しても、養護教諭の7割以上は可能と考えているという調査結果が、第36回日本小児心身医学会のシンポジウムで報告されました。小学校低学年から、やせの危険性やバランスのとれた栄養の重要性を啓発する地盤はすでにできているように思えます。[5)]

実際、教育委員会と医師会が協力して低体重児童を早期に発見し、指導するシステムを模索している自治体があると聞いています。また、保健室で低体重の児童のフォローをしている地域もあるようです。

摂食障害は複合的要因で発症すると言われています。その中で、文化的、社会的因子も摂食障害の発症、継続に関係する重要な要因と考えられています。

その理由として、第一に、若い女性に圧倒的に多いこと。第二に欧米、日本に多く、発展途上国には依然少ないことが挙げられます。そのため、摂食障害は文化結合症候群*や文化変化症候群の範疇《はんちゅう》に入るといわれています（最近は少しずつ増加していると言われているようです）。

日本においても、終戦直後は、貧困や、食べものが乏しく、生きていくだけで精一杯の時代には、拒食や過食は、ほとんどみられなかったようです。食糧が十分行き渡るようになった頃から、女性雑誌にダイエット記事が掲載されるようになり、ダイエット本も出版されるようになりました。

その傾向は現在も続き、毎年夏前から、テレビ、女性週刊誌、ファッション雑

＊文化結合症候群：ある地域、民族、文化環境において発生しやすい精神障害のこと。

誌などではダイエット特集を行います。時期を問わず、異常にやせた女性がもてはやされ、痩身・美容関連の記事が頻回に掲載されています。このような「社会的やせ礼賛」が摂食障害を増加させている要因の1つと考えられます。

実際、外来受診される子どもにも、影響を受けた方が多くいますし、「やせていることがよい」という価値観を幼い頃からすり込まれた方もいます。スポーツの場では、陸上部などの運動部には、記録を伸ばしたり、試合に勝つために、頑張って体重を減らし、摂食障害を発症した方も数多くいます。

文化・社会的影響として、他にも、女性の社会的自立・高学歴志向と女性への伝統的なあり方への期待との間の板ばさみ、食事への享楽的傾向、飽食の傾向をあげる識者もいます。

女子高校生や大学生の体型や体重に関する最近の調査によると、彼女らはスリムな体型の傾向にあるのですが、自分たちの体型や体重には不満足で、もっとやせたいと考えているようです。他方、世界的には、やせすぎのファッションモデルが、若い女性の過度なダイエットを助長し、健康に影響を及ぼしており、その対策が必要という議論が起きています。世界的にはやせの危険性に対する啓発運動も行われています。米ファッションデザイナー協議会は、栄養士や精神科医などで構成する委員会を設置し、やせすぎモデルを増やさないための指針を発表しています。

ファッションの中心、フランスでは、2017年に極端にやせているモデルたちの活動を禁止する法律が施行されました。この法律によって、モデルたちは体格指数（BMI）が低すぎず、健康体であることを証明する医師の診断書を提出するように義務づけられました。この法律に違反すると、罰金や禁固刑もあるようです。

日本でも、日本摂食障害学会において「痩せすぎモデル禁止法」に関するワーキンググループができ、活動し始めたところです。活動の一環として永田らはダイエットとやせすぎの危険性を示しています。[6] これらの動きが「やせるのがよい」という画一的な価値観からの脱却につながることを切望しています。

社会を代表して意見を述べる立場にいるマスメディアでは、やせの危険性などの正確な情報を伝える必要性、学校教育の現場においては、小学校の低学年から、やせの危険性を保健授業で、繰り返し教えていく必要性を強く感じます。2022年には、高校の学習指導要領*が改訂され、早期発見、及び社会的対策が必要な疾患の1つとして、そして生涯の健康維持に欠かせない知識として摂食障害が保健授業で取り上げられることになりました。[7]

***学習指導要領**：文部科学省が告示する初等教育および中等教育における教育課程の基準。約10年ぶりに改訂され、摂食障害など精神疾患が取り上げられる。

第5章

入院治療におけるチーム支援

チーム医療とは、小児科医、精神科医だけでなく、摂食障害の治療に重要な役割を果たす職種でチームを形成し、カンファレンスを持って意見交換しながら、子ども・家族に関わっていく治療システムです。[1] チームの構成メンバーは、医師のほか看護師、管理栄養士、薬剤師、養護教諭などです。チーム医療の利点として、まず専門家集団による総合的な医療があげられます。それぞれが得意分野で貢献するとともに、仕事の分担による負担軽減もポイントです。

次に、個別に得られた情報がカンファレンスを通じて全体化・共有化されることで有効利用されることがあります。一般に、関わる人数が増え、まとまりが保たれる場合は、強固な治療構造が生まれ、いい知恵も出て、特に困難な症例に対する場合に力を発揮します。また、退院後も、多職種が関わり、助け合うことで治療者が孤立することなく、長い間子どもと家族の支援にあたることができます。

子どもは年齢に合った施設での入院が求められます。通常は、他の身体疾患で入院している子どもたちと同じ小児病棟がよいのですが、子どもが入院を強く拒否して、小児病棟への入院が不可能なときには、児童精神科病棟への医療保護入院が避けられません。児童精神科入院治療に関しては文献を参考にしてください。[2]

入院が必要な場合、保護者、本人とのていねいな話し合いが必要です。この話

＊認知行動療法：子どもの思考や認知、行動、感情を変化させ、食行動の問題を治療する方法。認知面の修正を行いながら、行動の修正を行うことを特徴とし、子どもの摂食制限型にはよく用いられる。

し合いのための継続的な受診は長期に及ぶこともあります。治療環境も、できれば家庭から近いところを勧めます。家族との問題が大きい場合を除き、親元から遠く離れて入院するのは、家族の協力が必須である摂食障害の子どもにとってはつらい選択となります。入院は、本人、家族を支援していくために、心理、社会面の支援が充実している医療機関では小児科医、精神科医、看護師に加えて、管理栄養士、心理士、薬剤師、作業療法士、理学療法士などさまざまな職種が加わるようになってきています。

　ここでは、総合病院小児病棟へ入院した場合のチームによる支援例を紹介します。欧米で普通に行われているように、多職種で子ども、家族とともに摂食障害の克服に向かって歩んでいくことが、これからの摂食障害臨床に求められていると実感します。子どもを大事に思う心を基盤にチームで身体面での治療、認知行動療法*、栄養療法、支持的精神療法*、心理療法、薬物療法*、家族支援、家族療法*などを統合的に組み合わせた実践例です。子どもの場合は身体面での治療が急務であり小児科医が中心となります。特に、慎重な栄養回復プログラム*が必要です。

　小児心身医学会のガイドライン*を参考にしてそれぞれの施設で実施可能なプログラムを作って下さい。少エネルギー量の経口摂取から開始すること（通常は700~800㎉の全量摂取）が原則ですが、経管栄養においても行動療法の一環と

＊支持的精神療法：87ページ参照。

＊薬物療法：子どもの摂食障害に対する特効薬は残念ながら報告されていないが、胃排出機能改善のため、モサプリド、六君子湯らが用いられている。神経性やせ症に対するolanzapine、神経性過食症に対する抗うつ薬（SSRI）に一部効果が認められたという報告はあるが、無作為化比較対照試験はなく、有効性ははっきりしていない。しかし、向精神薬の中で不安、不眠などの周辺症状には効果がある薬がみられる。

＊家族療法：96ページ参照。

＊定常体重療法：深井が提唱している療法で精神分析的な精神療法と中心静脈栄養を組み合わせることで、食べる・食べないというせめぎ合いから離れ、患者と家族が本来の心理的課題に取り組むための治療。精神分析では「人には自分でも意識できない部分（無意識）が存在し、行動や症状に大きく影響する」と考える。この療法では、子どもや家族に対して症状の無意識的な意味を解釈していく。まだあまり広まっていないが、最大の特徴は入院して「体重を変えずに、こころの中を変える」という点である。

＊小児心身医学会ガイドラインURL：http://www.jisinsin.jp/detail/15-iguchi.html

して、精神療法を加味した場合には心身両面に効果的です。

脱水に対する治療のため、末梢からの輸液は避けられません。輸液にも少量のグルコースが含まれており、この量でも再栄養症候群*になることがあります。高カロリー輸液を利用する場合は再栄養症候群予防のため、高カロリー輸液の適応基準を設定し、リンの補充などの入念な準備をしておくべきです。高P（リン）含有補助食品のアイソカルアルジネードが勧められています。看護師、管理栄養士、薬剤師、心理士、養護教諭の役割に関しては以下に示しますが、キーになるのは常日頃からの face to face の関係です。

小児病棟のスタッフが、摂食障害患者に慣れていても、スタッフは症状や行動の1つひとつに面食らうことが多いようです。チームの構成員が多いと問題も生じやすいのが、この疾患の特徴でもあります。患者の行動が今まで経験したことのない、理解しがたいものであった場合、チームメンバーの不安が増大し、共通理解を持ちにくく、共通の働きかけを行えなくなりチームがばらばらになることもあります。チームがバラバラになれば、治療もうまくいきません。

これを防ぐためにさまざまな工夫が考えられてきました。理解しがたい患者の状態像を評価し、解釈しスタッフに伝えたり、対応方法を一緒に考えたり、スタッフの言葉へ耳を傾け苦労をねぎらうなど、小児科医、精神科医、心療内科医、

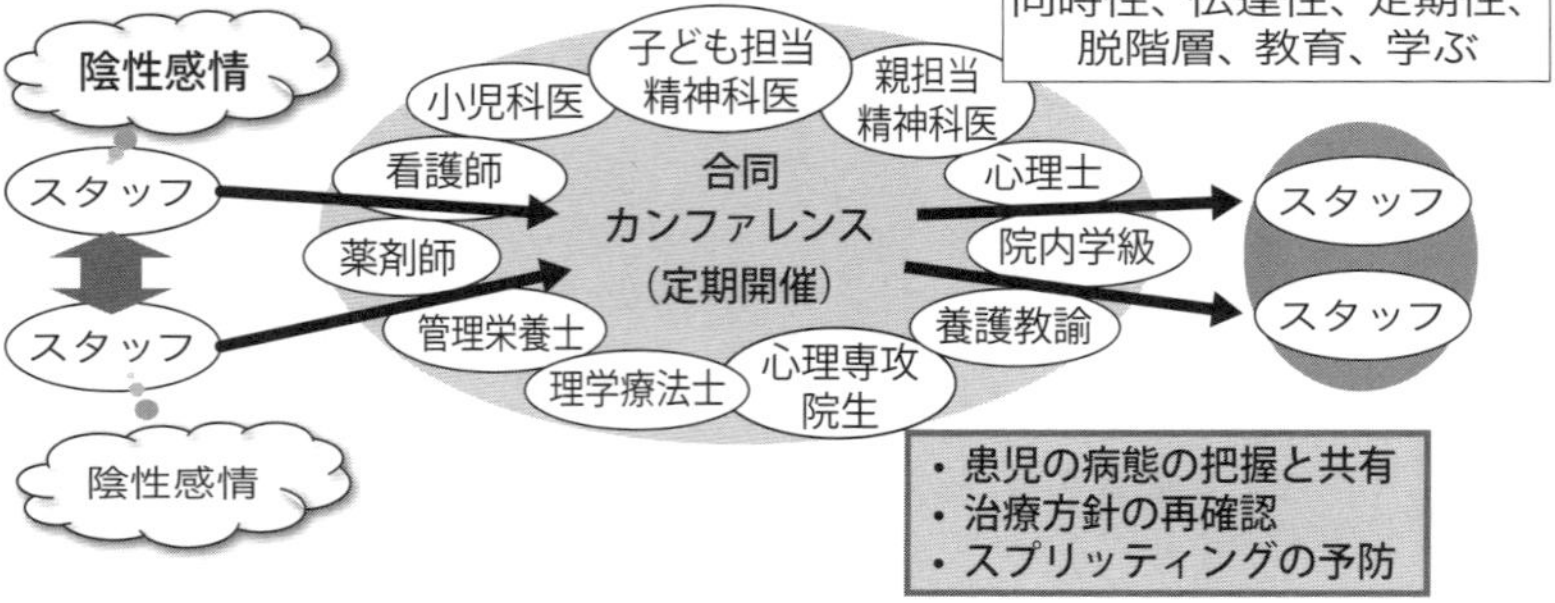

図5-1　カンファレンスの重要性

心理士が貢献できることは多いようです。リエゾンカンファレンス*の重要性は指摘されてきましたが、[1)4)5)] カンファレンスで精神症状や日々の行動の意味と対応、家族への接し方、スタッフの陰性感情の扱い方、転移・逆転移*の問題、治療環境など話し合う内容は多く、話し合いを通して、チームは成長します（図5－1）。

摂食障害の治療機関での治療は、概ね週単位でスケジュールが決まっており、枠組みがしっかりしています。例えば、月曜日に関連の医師（小児科医、児童精神科医、研修医）、看護師、管理栄養士、心理士、ケースワーカー等と子どもと保護者とで1週間の決めごとをするミーティングがあります。ミーティングではミーティング前に測定した体重や血液検査、尿検査の結果に基づき本人の希望を取り入れ、その1週間の活動度を決めます（図5－2）。

1 小児科医の役割[6)]

小児科医は、病棟主治医として入退院を精神科医や他のスタッフと相談して決定します。また、ミーティング、カンファレンスを精神科医とともに開きます。身体面を主に担当しますが、身体面の管理計画を立案し、入院管理の責任者とな

＊再栄養症候群（リフィーディングシンドローム）：重度の栄養障害の子どもに急速に栄養補給を行ったときに起こる代謝性の症候群。急な栄養摂取によりリンが急激に消費されることで不整脈、痙攣（けいれん）、肝機能障害など全身の臓器の機能低下をきたし、最悪の場合、死に至ることもある。33ページ参照。

＊リエゾンカンファレンス：身体の病気で入院中の患者に起こりうる、不安、不眠、抑うつなどの精神症状や心理的な問題に対し適切なサポートが行えるよう、精神科医や心理士など心の専門家が加わったチームで持つカンファレンス。

＊転移・逆転移：治療・支援の中で、患者が治療者・支援者に対して向ける感情や思いや考えを、精神分析で転移という。それとは反対に治療者・支援者が患者に向けるものを逆転移という。

ります。子どもの体力に合わせた安静度と精神状態を理解し、毎日行う身体の診察時、「手がまだまだ冷たいね〜。心臓の音が小さいよ。脈がしっかりしてきたね」など心理教育的な言葉かけを行います。

ただし、生命の危ぶまれるときには本人の意思をくみながらも、身体治療を毅然と行います。入院中の身体的治療の目的は❶身体危機からの脱出❷退院後最低限安全に生活できる身体状態の維持となります。

2 精神科医の役割[5,8,9]

精神科医は、子どもの心理面の主治医、行動療法の立案・実施の責任者となります。精神科医の役割として❶各職種の統合・関係調整❷カンファレンスの司会❸柔軟な行動療法の担い手❹親に対する指導・治療❺親の会の主催❻子ども・親の行動の精神科医学的な意味をスタッフに伝えること❼スタッフの心情を聴くことが挙げられます。精神科医は、毎日朝・夕の回診を行うことで、入院中の子どものちょっとした言葉、表情の変化に気づくことができ、大きな問題発生を予防するのに役立っています。

図5-2 週のスケジュール

月曜日：	ミーティング……体重測定、血液・尿検査、小児科医、精神科医、看護師（管理栄養士）、本人（子ども）、親の話し合いでその週の摂食量・安静度を決定
火曜日：	管理栄養士と食事内容について相談、心理専攻の学生と勉強、親の会（月１回）
水曜日：	親面接
木曜日：	摂食量アップ、精神科医との面接
金曜日：	全量摂取で安静度緩和、心理面接、チームカンファレンス

＊院内学級週３回；薬剤師、理学療法士は適宜

この毎朝の回診が子どもとの関係を深めるのに意味があり、毎回待っている子どもも多いようです。週1回、子どもと面接（ときに家族も交え）を行い、「食べられない」つらさを聴いてねぎらい療法*と支持的精神療法を基本に病態に関する心理教育的アプローチ、やせ、拒食の意味、ストレスコーピング*、幼少時期からの振り返り、摂食や体重以外の話題も積極的に取り入れ未来へ向けての生き方の相談、自己効力感*、自己評価、自尊心、自信回復などに光を当てています。

学校など他機関との交渉は小児科医、心理士とともにあたります。親担当の精神科医は家族面接を通して、親への支援を行います。入院中は2週間に1度の頻度で親と面接します。そこでは、主に親の子どもへの対応方法が話題になりますが、徐々に子どもに関して幼少時からの振り返り、親の子ども時代からの生活歴を通して自身の親との関係まで話し合うようになります。

精神科医が小児科医と共同で治療を進める意義は、❶親の安心感（こころと身体両方の治療を受けている）、❷突発的な出来事への適切な対応、❸両主治医の不安・負担・無力感の軽減が挙げられます。

＊ねぎらい療法：本人や家族のつらさをくみ、ねぎらいを中心とした療法。

＊ストレスコーピング：日常生活においてストレスを感じたときに、そのストレスと上手に向き合うための技術や能力のこと。

＊自己効力感：人が何らかの課題に直面した際、こうすればうまくいくはずだという期待（結果期待）に対して、自分はそれが実行できるという期待（効力期待）や自信のこと。

3 看護師の役割[7)8)9)]

看護師は、本人と家族の日常的ケアを通した観察、指導、援助の中心的存在です。小児心身医学会のガイドライン集によると、看護師が関わるにあたっては、以下のことが重要と指摘されています。「疾患を理解する、ケアのルールをつくり、カンファレンスなどを通して徹底し、それを基本的に守る。家庭内でどうすることもできなくなって入院してきた子どもは不安でいっぱいなことを理解し、〈よく来たね、今まで大変だったね〉というねぎらいの気持ちで接する。心を開いてもらおうと一生懸命になるよりは、淡々と毎日の検査などを中心とした関わりを基本とする。その時に起きている変化をカンファレンスなどで話し合い、理解して関わる。子どもや家族への陰性感情は、カンファレンスを通して誰にでも起こりうることとして処理する」とあります。[9)]

看護師がチーム医療の中心的役割を果たすのですが、我々の経験からは主に以下の7点にまとめています。

❶身体的ケアを通してありのままの子どもを受け止める

❷日常生活の相談相手
❸一時的な母親役
❹母親が身体的ケアを行えるように援助（清拭や洗髪など）
❺家族の関係修復のきっかけづくり
❻さまざまな女性像としての役割
❼本人とメンバー間のコーディネーター的役割

急性期[*]に母親と協力して行う看護は「育て育む」という観点から意味がありま
す。

*急性期：一般的には、病気のなり始めの時期をさすが、ここでは、食事や水分摂取が非常に少ない、入院の初期。

4 管理栄養士の役割[11]

栄養指導を通して子どもの誤った知識を正し、母親に対する献立指導も行います。しかし、指導とはただ単に栄養素の話をし、「栄養バランスが大切」と通り一遍の説明をすることではありません。家庭の食事や食べものに対する考えを詳しく聞き、相談にのることが大切です。

その際、「こころ」と「からだ」の両方に目を向ける気持ちを持ち続けることが必要です。実際の栄養相談の場面では、まず子どもが不安に思っていることや考えていることを聴きます。それを踏まえて栄養についての正しい知識と「からだ」に必要な実際の量や食べ方について、教材を使いわかりやすく、複数回同じ内容を繰り返して説明することで、不安の軽減と健康的な食行動の確認を行っていきます。また、葛藤やつらい思いを傾聴*し、食べることができたときの喜び等を含めて共感していきます。そして、最終目標として、食事をおいしいと感じて食べることができるまで、毎回頑張った内容を具体的に承認し合い、「こころ」に寄り添います。

チーム医療では、管理栄養士が栄養面の中心となって本人との関わりを持っています。栄養相談を通して、❶家庭での摂取量の把握❷各栄養素の意義の説明❸健康な生活を送るうえでの必要量の指導等を行っています。現在の食生活状況を把握し、本人の状態、希望に沿った食事が摂れるようにアドバイスします。入院時には早い時期に❹希望メニューの聞き取りを行い、できるだけ本人の食べやすい食事が配膳できるように心がけます。その後も週に1回病棟を訪問し❺ベッドサイドでの栄養カウンセリングを行います。

1週間の間に「食べやすかったもの、食べにくかったもの、いやなものはなかったか」「何か食べたいものはないか」など、本人の希望を聞き出していき、

＊**傾聴**：カウンセリングやコーチングにおけるコミュニケーションスキルの1つ。人の話をただ聞くのではなく、注意を払って、深くていねいに耳を傾けること。自分の聞きたいことを聞くのではなく、相手が話したいこと、伝えたいことを、受容的・共感的な態度で真摯に「聴く」行為や技法を指す。

栄養指導の例

今週のメニュー

	4/30（木）	5/1（金）	5/2（土）	5/3（日）	5/4（月）	5/5（火）	5/6（水）
朝	ミニクロワッサン チョコクリーム りんごジュース	いちごババロア ビスケット ジョア	プリン 鯛まんじゅう オレンジジュース	ピーチゼリー カステラ 野菜ジュース	フルーツヨーグルト どら焼き りんごジュース	いちごババロア バームクーヘン オレンジジュース	バニラババロア チョコカステラ ジョア
昼	ごはん いりどり プチゼリー ふりかけ	ごはん やわらか煮カボチャ ～そぼろあん～ たまごボーロ ふりかけ	ごはん れんこんきんぴら サラダ プチゼリー ふりかけ	ごはん 焼肉（グリル野菜） ビスケット ごましお	ごはん 豆腐つくねボール ～ブロッコリー添え～ プチゼリー ふりかけ	オムライス とりの唐揚げ ブロッコリー	ごはん さば味噌煮 ビスケット ごましお
夕	ごはん トンカツ ～キャベツ添え～ ポテトスープ のりのつくだ煮	赤飯 ごましお 魚とにんじんの 天ぷら にんじんスープ	ごはん ゆで卵 りんご コーンスープ ふりかけ	うな丼 にんじんスープ パイン OR ぶどう	冷やしそうめん かきあげ コーンスープ ビスケット	のりまき いなり寿司 にんじんスープ ビスケット こどもの日	ごはん 肉団子スープ フルーツヨーグルト ふりかけ

★食べたいもの、好きな料理があればどんどん言ってね！

★食べやすいものや食べにくいものがあったら教えてね！

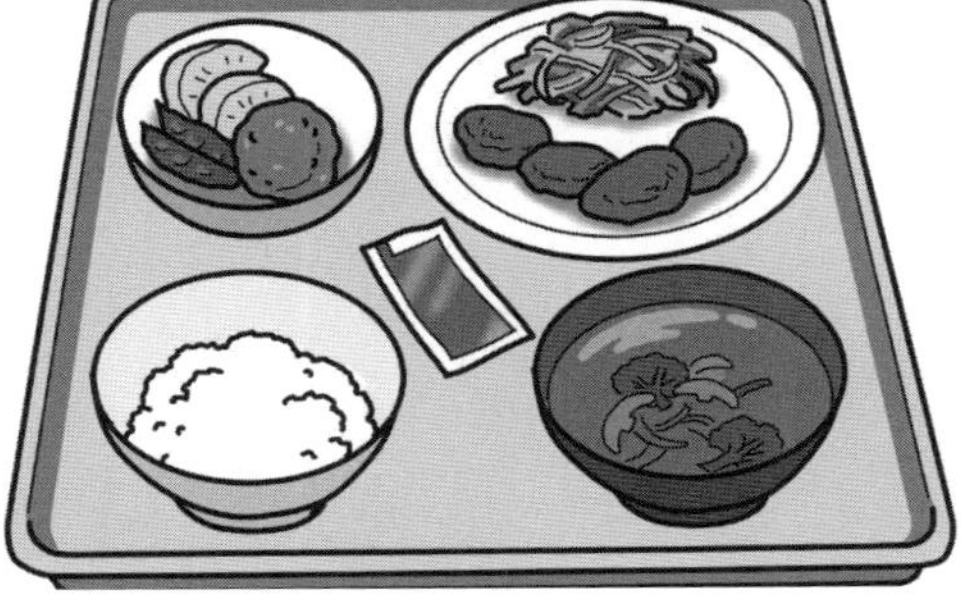

1000kcal

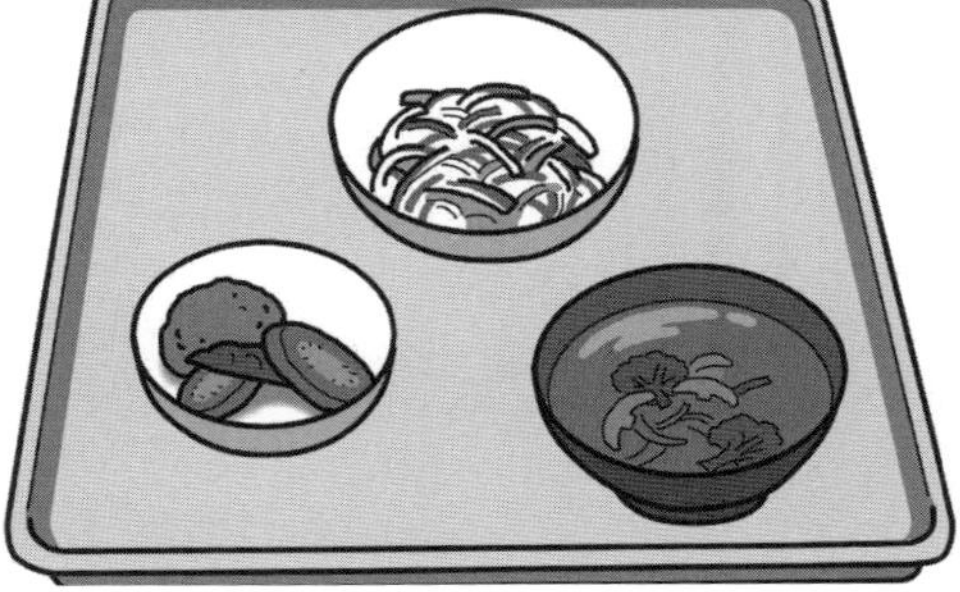

700kcal

それをどのように変更すれば食べやすいのか相談して、〝このようにできる〟という選択肢を示し、その子自身に決めさせます。

また摂取エネルギー量をアップする時期、方法等も相談して決めていきます。本人は毎日「食事記録表」（次ページ）をつけているので、カウンセリング前には目を通し、希望、不満等を❻食事記録表からチェックしておき、カウンセリング時に本人の方から言い出せそうにないときに、本人が話しやすいように話題を持っていくようにします。できるだけ子ども自身がきちんと自分の希望、意見を言えるようになることを大切にします。外泊、退院前には❼母親に対する栄養相談、献立指導を行い、子ども、母親の不安が軽減されるように努めます。カンファレンスで管理栄養士は、カウンセリング時の子どもの様子、食事に対してどのような希望が出ているのか等を報告します。

以前までは、保険診療の枠内では、肝機能障害などの障害がない場合には相談できなかったのですが、最近やっと栄養状態の悪い方も相談できるようになりました。管理栄養士が栄養状態の悪い子どもたちに栄養相談を実施することに対して診療報酬*がつくことになりました。栄養状態に問題がある子どもたちに、きちっとした栄養相談をできるようなシステムになりつつあります。

近畿地方の栄養士対象の調査では、栄養士が摂食障害の子どもたちとその家族

＊診療報酬制度：保険診療では、診療行為に対して、医療保険から医療機関に定まった診療報酬が支払われる。指定されていない診療行為に対しては支払われない。栄養指導も定まった疾病や症状以外に対しては診療報酬が支払われない。

食事記録表

月　日　曜日　名前

	ごはん	おかず	朝起きてから、次の日の朝起きるまで ごはん：10点 大きなお皿：5点 小さなお皿：5点 おしる：2点	尿	便
朝					
昼					
おやつ					
夜					

時間	水分	献立内容	食べる前の気持ち／食べた後の気持ち

1日の感想（思ったことや感じたこと）

に対し指導を実施しているところは3割くらいですが、診療報酬が増えれば、栄養相談室も強力な相談機関の1つになるだろうと思います。

実際、管理栄養士が他の病気の方の栄養相談を受けたとき、その3割くらいが摂食障害だと気づくようです。そのため、ゲートキーパー*という意味合いでも、管理栄養士は貴重な役割を果たすことができるはずです。摂食障害の栄養の相談で、きちっとバランスのとれた食事に関する客観的な情報を流してくれるだけでも、後に活きる可能性もあり、栄養相談には意味があります。

＊ゲートキーパー：摂食障害の場合、摂食障害に気づき、適切な対応（悩んでいる人に気づき、声をかけ、話を聞いて、必要な支援につなげ、見守る）を図ることができる人のこと。

5 心理士の役割[6]

心理士*は、心理検査*、カウンセリングを通して子どもの心理状況を分析するだけでなく、その子を無条件に受け入れる存在として機能します。また、他職種へ心理的な側面をわかりやすく伝えることも重要です。

＊心理士：公認心理師という国家資格が2018年にでき、リエゾンチームなど幅広い分野での活躍が期待されている。

＊心理検査：WISC-Ⅳ、PFスタディ（絵画欲求不満テスト）、自閉症スペクトラム指数（AQ）、T東大式エゴグラム（TEG）、風景構成法など。

1）心理検査を通して

心理検査を通して本人の特性、特徴を知ることが第一に挙げられます。また、その子を理解する材料や周囲に特性やつらさを伝えるツールの1つとして、検査結果を役立てることもできます。さらに、検査結果は周囲が支援について考えるヒントにもなります。

2）面接（カウンセリング）を通して

治りたいと思っている子も治りたくないような気持ちの子もいますが、どちらの考えも否定せずに話を聴くことが心理士の役割です。ほかのことは話せるのに「自分のこと」を話すのが苦手な子が多いので、無理のないペースで聴きます。

自分の気持ち、考え、思いがごちゃまぜになり「こんなことを思ってもよいのか」、「言ってもよいのか」、「嫌われたくない」、「失敗したくない」という思いが強くためらっている子には、心理士が寄り添って気持ちを言葉にする練習を一緒に行います。

言葉にならない場合は絵、箱庭*、編み物など非言語な手段でも、「自分」を出す時間、それが受け止められる時間、他者と共有できる時間を提供し、「よき理解者」の一人になることも大事な役割です。この他に心理療法、家族支援、学校連携にも力を発揮します。

***芸術療法**：絵画や箱庭、音楽など芸術活動を通して、言語化の苦手な摂食障害の子どもたちにも用いられる。身体機能が安定してから行われることが多い。

6 養護教諭の役割（外来から退院までの連携[12)13)14)15)]）

摂食障害治療における養護教諭の役割には、図5－3に示すように入院前、入院中、退院後に分けられます。その際、ライフサイクルという視点をもって長期的な支援連携システムの確立を目指すことが求められます。それぞれの段階で、エキスパートが勧める学校側（養護教諭）での対応は「対応指針」に記載されていますが、以下に我々の実践している具体的な連携上の役割を述べます。

初診時に本人と保護者に、学校との連携（特に養護教諭との連携）を取ることの了解を得ます。最近は、養護教諭からの紹介も多く、保護者の了解を得る前に養護教諭から支援を受けていることも増えています。外来治療中、学校の養護教諭には心身の状態に注目して、保健室でのバイタルチェック（血圧、脈拍、体温を中心に）をして、フォローをお願いします。

本人の受診時に、毎回、学校での様子を記載した情報提供書*を用意してもらいます。医療機関も心身の状態を知らせ、学校と医療機関が情報交換、情報共有して、その子の心身管理・支援にあたります。

図5－3　養護教諭の役割と連携の実際

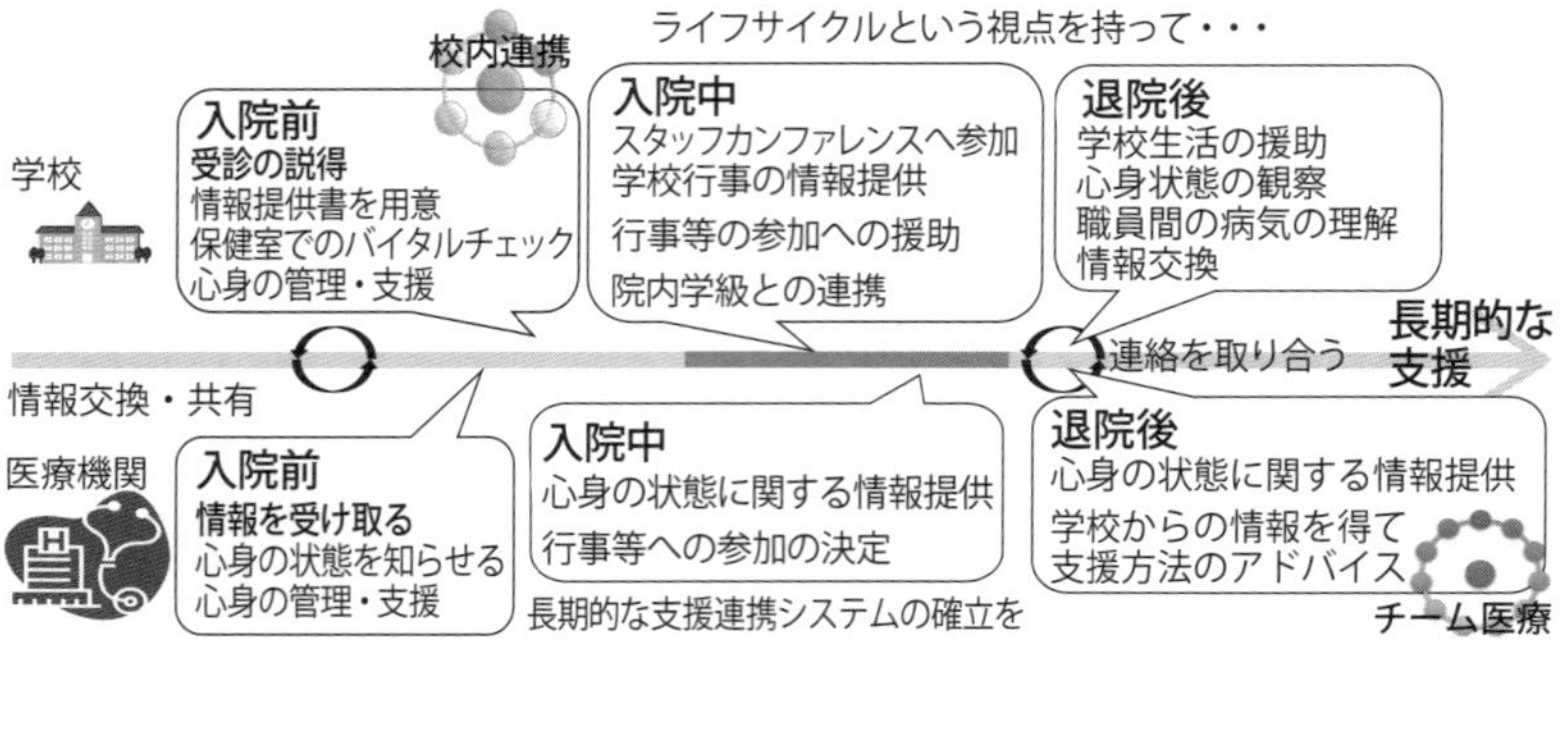

入院中は、スタッフカンファレンスに養護教諭の参加を要請し、教職員が子どもの現状を把握できるよう、医療機関からの情報を伝えると同時に、病室訪問時の子どものようすや学校の行事などの情報提供、行事等の参加への援助、院内学級との連携を通して学校との連携の架け橋となってもらいます。

退院後は、養護教諭が保健室で子どもを支援できるように緊密に連絡（手紙や電話、メール）を取り合います。学校からの情報を得て医療機関では、学校での支援に関する提案をしていきます。登校再開後は、しばらくは保健室で本人の気持ちを受け止め毎日血圧、脈拍、体温を測定してもらいます（体重は、病院で測定することにして、保健室では測定しません）。そのときに、学校での居場所のひとつとして保健室となることもあるようです。

＊情報提供書：子どもの身体状態、学校での様子、経過などを記載した文書。対応指針やパンフレットから作成可能↓巻末資料へ。

養護教諭のチーム医療参加の意義と問題点

養護教諭の積極的なチームへの参加は、子どもたちの再入院や不登校予防など良好な転帰＊に効果がありましたが、医療機関からの要請がなければ関与しづらく、主治医が学校管理職へ依頼することが重要です。学校内で養護教諭は独自の視点から行動する必要があり、心身両面の唯一の専門家

＊転帰：病気が経過して他の状態になること。

である養護教諭からの面談依頼があれば、協力を惜しまないことが期待されます。「対応指針」は養護教諭の片腕となり、学校でのチーム作りにも役立ちます。

7 薬剤師の役割[16]

薬剤師は、薬の効果・副作用の説明を通して、本人・親の薬に対する不安を軽減するため、正しい服薬指導をベッドサイドまたは個室で週2回定期的に行います。成人の摂食障害では、患者のみの薬剤指導で十分な場合が多いのですが、子どもの摂食障害では、患者以上に親に対する薬剤指導も必要となります。親の理解を得ないと、親が治療に対する否定的な言動を子どもにしてしまい、子どもの服薬が順守されないこともあります。

親の協力が得られれば、隠れて緩下剤を飲むことや、薬の自己調整も予防しやすいようです。この点が成人との差です。そのため、薬剤師は子ども、親両方との良好な人間関係を築く必要があります。また、定期的な薬剤指導に加えて、毎日訪室し、なんでも話しやすい薬剤師像をつくる試みが大切です。

薬剤師による薬剤指導とは、「患者が発する医薬品に関わる情報の収集に始まり、収集した情報と既知の情報との関連性を、医師をはじめとする他の医療スタッフを交えて十分に評価・検討した後、患者個別の情報に加工して提供することで完結する」と言われています。

しかし、薬剤師が一方的に薬に関して指導するのではなく、「患者の話を聴く」ということを基本方針とし、そこから知り得た情報を合同カンファレンスにてフィードバックしながら、患者のニーズに沿った個別指導を心がけることが大切です。

8 その他チーム医療メンバーの役割

派遣学級教師・院内学級教師は学習指導を通して、子どもの感性・自己表現力の育成を行います。学校の勉強はできても、自己表現能力の低い子どもが多く、自分のことを自分の言葉で表現する力は治療の重要な一助となっています。さらに、中学3年生など受験期の学習支援にあたります。

また、運動量の決定・適切な運動の指導には理学療法士、日常生活の動作や手工芸、レクリエーションなどの作業活動を通して心身のリハビリを行う作業療法士*、子どもの日常的相談役、家庭教師的役割としてボランティア（心理学専攻大学院生）、入院費など社会的問題に相談にのるソーシャルワーカーなどが関わっています。

*作業療法：創作活動を通して社会適応の準備・練習を行う。言語化の苦手な摂食障害の子どもたちに用いられる。身体機能が安定してから開始される。

9 転移・逆転移、陰性感情の問題

「転移」とは、支援を受ける側の患者が支援者に抱く感情のことで、「逆転移」とは、支援者側が支援を受ける側の患者に対して抱く感情を指します。摂食障害を支援する側の者にとって、「転移」・「逆転移」の解釈は非常に重要な場合があります。

摂食障害の子どもたちは、ときにさまざまな問題行動を起こすことがあります。そのことに対して、支援者側が子どもに陰性感情を持ち、支援を躊躇《ちゅうちょ》したり、子どもが悪いのだと考えたりし、治療が滞ることがあります。例えば、食べないのは子どもが悪い、吐くことで支援者側を困らせている等と考え、病室に行かなくなったり、子どもを避けるようになったり、診察に来てほしくないと思うようになったりします。この点には、常に注意を払い、しっかりと議論し、支援者側のこころを分析していく必要があります。

10 日々の情報交換

以前はタイムラグのあった情報交換や共通理解が、最近は電子カルテを通して、瞬時に情報を得ることができます。外来勤務のときも病棟での情報を電子カルテで見ることによってすぐさま把握でき、問題が生じたとき、電話でやりとりをしなくても方針を決定することができます。

一方で、直接会うのは一番正確に情報が伝わるやり方です。毎朝、毎夕の病棟回診のとき、病棟の看護師からその日、その日の報告を受け、短時間話し合います。この毎日の情報交換が早めの対応や病棟スタッフとの信頼関係を深めるのに非常に役立ちます。

《コラム》 病院選び・ドクターショッピング

摂食障害の専門機関はまだ少なく、どこで診療しているかという情報も多くありません。そのため、摂食障害の子どもたちは複数の医療機関を受診せざるを得ない現状があります。ドクターショッピングやたらい回しが起こりえます。

ドクターショッピングとは、医師の診察・見立て・診断・治療・支援・説明などに納得できず、次から次へと相談をする病院を変える行動を意味します。摂食障害患者の場合も、本人や保護者にとって満足のいかない診察や見立て、治療方針がなされた場合、ドクターショッピングへ進むことがみられます。その結果、患者自身や保護者もつらい思いをし、治療者側が振り回されることもあります。

ドクターショッピングをやめるには医師と患者の信頼関係の確立が何より大切ですが、摂食障害の経験豊富な治療者は限られており、予約患者が非常に多いため、受診することすら難しいこともあります。

11 良好な関係の構築

1）良好な関係構築の難しさ

摂食障害患者と良好な関係を最初からつくり上げるのは難しいことです。たいてい、受診をいやがる子どもの場合は、保護者に無理やり連れて来られたり、学校関係者に半ば強引に説得されて来院します。

中高校生になると摂食障害の症状で困って来院することもありますが、「身体のどこかが悪いのでは」と考えて受診したり、便秘や月経不順などの症状で受診したりすることも多いのです。やせが問題と思っていないことも多いので、摂食障害の治療導入が難しくなります。

そこには、患者と治療者側に考え方のギャップがあります。本人はやせたいと思っているのに、治療者は健康回復のため体重増加を目指します。治療者が気持ちをわかってくれないと本人が思い込めば受診を中断してしまいます。うまく治療導入でき、治療を通して、ともに回復を目指すことができれば良好な関係を築くことができ、摂食障害自体も改善していきます。

しかしながら、きちっとした治療関係を結べないこともあり、長期にわたって良好な関係を保つのはさらに難しいといえます。神経性過食症では、困っていることを相談しに医療機関を受診しても、「治療者と合わない」といって、病院を後にすることも多くあります。そして、新たな病院へ行き、再びうまくいかず自分を治せる医者がいないと言いながら次から次へとさまようことになります。ドクターショッピングは「食べない」という客観的事実からの逃避、拒否と関係していることもあり、自身の受け入れたくない見解や治療方針を否定するために、別の医師の異なる見解を求め続けます。

摂食障害患者の保護者も完璧を求めることが多く、急いで片をつけたがる保護者もいて、納得できない方針を持つ治療者は難しいようです。自分の治療であるから、自分に治療者の選択権利があるのは確かで、いろいろと情報を得て受診して自分に合う治療者を見つけることは悪くありません。

ただ、摂食障害について経験豊富な十分な医療を受けているにもかかわらずよりよい成果を求め、次から次に情報を得て医療機関を変わることは避けたいところです。

学校の保健室、相談室で医療機関を変えたいという相談を受けても、ドクターショッピングは生徒、保護者の不安から生じることと理解し、振り回されずに最初は彼らの行動をていねいに見守る姿勢が必要です。それぞれの医療機関について、生徒、保護者の感想、言い分、評価を聴き、客観的な立場から意見を述べることが必要です。

2）校医、一般小児科医、一般内科医に期待したいこと

初回の診療が非常に重要です。やせた子どもたちが来院したときには、来院したことをまず労います。次に、手の冷感、皮膚の乾燥状態、徐脈を確認してください。そして、身長、体重、血圧、脈拍、体温の測定をします。次に成長曲線*を作成し、摂食状況を確認します。

その結果、一般診療で忙しくあまり時間が取れないと思いますが、本人と保護者に優しい言葉で客観的な事実を伝えることが重要です。頭から足の先までていねいにひとつひとつわかりやすく、適切な言葉で身体の状況を伝えることが初期の治療導入に欠かせない作業です。手が冷たいこと、皮膚が乾燥していること、脈が遅いこと、体重が身長に比べ少ないこと、身長も伸び悩んでいることを指摘してください。成長曲線を示しながら、標準体重の何％かを知らせます。検査結果を示し、低栄養や脱水が生じていることを説明します。

そして、低栄養、脱水、やせの危険性を示してください。検査結果に問題が少

＊成長曲線：44ページ参照。

なくても、このまま低栄養状態が続くと身長が伸びなくなり、骨折が起こりやすくなること、生理が来なくなり将来赤ちゃんができにくくなることを、脅かさずていねいに説明してあげてください。できたら、毎週短時間診察し、受診したことを労い、体重の変化、血液検査データの推移を伝え、適切な栄養量を説明し、体重が減らないようにアドバイスします。

また、学校の養護教諭と連絡を取り、学校での支援も依頼します。* 必要なら、体育の中止（見学）を指示します。急激な体重減少や、体重の減少が止まらないときには、入院施設のある小児科を紹介します。精神症状が目立つ場合は、児童病棟がある精神科の専門病院を紹介してください。摂食障害を治療している病院がよいのですが、急ぐ場合は、救急診療が行われている総合病院小児科がよいでしょう。文献に挙げた作田らが作成した外来で役立つ「子どもの摂食障害」診療* は役立つでしょう。

＊血圧、脈拍、体温の測定と給食、体育の様子の情報入手。

＊作田亮一、安藤哲也（２０１６）外来で役立つ「子どもの摂食障害」診療早期発見と早期治療の手引き http://www.dokkyomed.ac.jp/dep-k/ccdpm/documents/shounikaReaflet2017.pdf#search=%27

第６章

神経発達症（発達障碍）と摂食障害の関係

1 発達の問題に関して

乳幼児期からの生育歴（発達過程）を詳細に聴取、発達検査を始めとした各種心理検査を実施して、神経発達症の鑑別や子どもの特性を把握します。特性に基づいて、支援をする必要がありますが、社会生活を送るうえで必要な事柄に関してていねいで具体的な説明、達成したことへの賞賛、労いは必須です。

栄養障害の回復、体重の回復と共に認知面のゆがみ（食べ物、体重、やせへのこだわりの改善があるか、他の不可解なこだわり）が残るかを確認する必要があります。

1）自閉スペクトラム症（ＡＳＤ）の併存*

摂食障害の10～20％は神経発達症と併存していると言われています。神経発達症を持つ子どもたちにはその特性に注意を払った対応が必要です。その中でも自閉スペクトラム症（ＡＳＤ）は社会性とコミュニケーション（対人交流）に問題を抱え、反復的行動や狭い興味に特徴があります（図6－1）。

摂食障害と結びつきやすい特徴としては、自分なりの感覚や物の見方をわかっ

*髙宮静男（2011）摂食障害と発達障害、心身医学51：629－634

図6－1　自閉スペクトラム症の特性

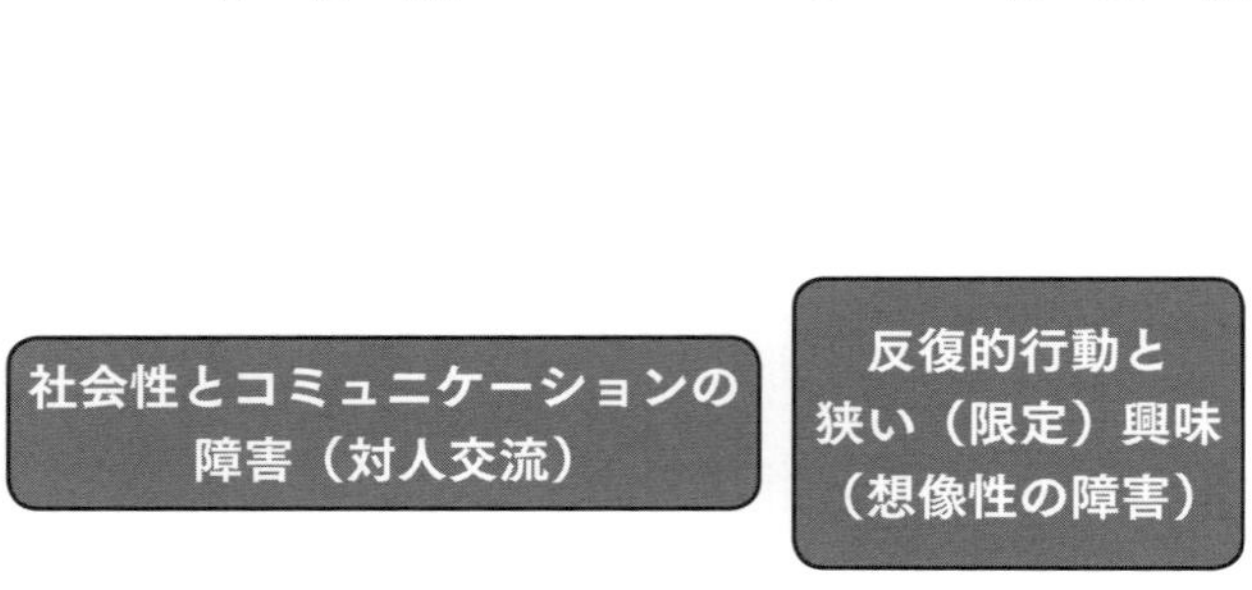

てもらえず、叱られることが多いため、自信がなく、自尊心、自己効力感、自己評価が低いことが挙げられます。また、どう伝えてよいかわからないといった低い自己表現力、味覚や触覚の特異性、こだわりが強く同じものしか食べられないなども挙げられます。

社会的な問題（相互的人間関係）、言語的・非言語的コミュニケーション、特別な興味・日々のきまり（常同的な行動・興味・活動の問題）が発症準備因子、持続因子となります。

これは摂食障害の低い自己表現力、認知力低下の症状に結びつきます。こだわりが強く、そこから離れられないことや特別な興味・日々のきまりが摂食障害の症状持続に影響することもあります。神経性やせ症の治療過程において、これらの問題、特徴を意識した対応が必要です。特に、幼少時の情報不足で確定診断がつかない場合にも、一人ひとりの特性を重視したアプローチが必要です。

1）-1 神経心理学的問題

摂食障害の神経心理学的研究から、ＡＳＤに特有とみられてきた実行機能*の障害や中枢性統合*の障害が神経性やせ症にも認められることが明らかになってきました。これらが、神経性やせ症に固有の症状と言われている一方で飢餓の影響か

＊実行機能：複雑な課題を行うとき、課題ルールの維持やスイッチング、情報の更新などを行うことで、思考や行動を制御する認知システム、あるいはそれら認知制御機能の総称。

＊中枢性統合：ものごと全体を把握できる能力のこと。

ら生じている可能性も指摘されており、今後の研究を待つ必要があります。[1]

症例13 **ＡＳＤを併存した摂食障害の14歳女児（中2）**

中学1年の終わり頃から、クラスメートに「死ね、ガリ勉」と言われたことから自信が持てなくなり、食欲が低下しました。やせが目立つようになると、やせに固執し、まったく食べなくなり入院となりました。

入院時は身長１５３㎝、体重25・９㎏（標準体重の58％）で、本人は「おなかがすかないから食べない」と訴えました。

生育歴をさかのぼってみると、言葉の面では1歳半に初語があり、３歳くらいまでは語彙が増えなかったそうです。幼少時から周囲に関心が低く、独り遊びを好み、同じ動作や遊びにこだわる傾向がありました。中学では、成績はトップクラスでした。

入院後、体重増加に抵抗は見せたものの、さほど固執せず、むしろ生活のスケジュールにこだわりを示しました。食事の時間、食事量、勉強の時間など決めたことを正確に実行しました。

表6-2 神経性やせ症に現れる神経発達症の問題

- 社会性とコミュニケーション
（対人交流が少なくなりコミュニケーションがとりにくくなる）
- とらわれ（食べ物や体重・体型へのとらわれが強くなる）
- 不注意
（脳の中が、食べ物と体重／体型のことで占められうっかりミスが増す）
- 落ち着きのなさ（じっとしていられなくなり、過活動が増す）
- 衝動性・攻撃性（いらいら感が増し衝動性・攻撃性が増す）

また「認められたい」という願望が強く、スタッフたちは常にほめたり、ねぎらったりすることで「認めている」ことを示しました。場面が読めず、融通がきかず、言葉づかいの配慮がかけていたため同室者とトラブルになることもありました。そのたびにどのようにしたらよいかを教え、できたらほめることを繰り返しました。

退院が可能な摂食量、体重になっても退院せず、「夏休みに退院する」と宣言しました。病院から学校へ通い、夜間は病院で過ごしました。本人が決めていた通り、夏休みに退院しました。退院後、対人関係やこだわりで苦労し、摂食面では揺れはあったものの標準体重まで達し、高校、大学と進学しました。

〈ポイント〉社会性、コミュニケーション、こだわりの問題を抱えたＡＳＤです。対人関係のトラブルがきっかけで摂食障害を発症しました。本人の特性に沿った療育的支援を繰り返すことや「認められたい」という願望に注目し本人の考えや希望に沿った具体的な提案に応じ援助したことで、摂食の問題は改善したものと考えられます。

ＡＳＤ特有の特徴は残っていますが、学校側の支援もあり大きな問題も生じず、学校生活を送っています。ＡＳＤの子どもたちは学校では「変わった子」と見られ、発達の問題は見逃されていることが多くあります。この症例も同様ですが、ASDの特徴に対し適切な援助がなされていれば、摂食障害の発症は防げていた可能性もあります。

2）注意欠如多動症（ADHD）の併存

ADHDの子は落ち着きのなさ、衝動性、不注意の問題（図6－3）を抱えています。低栄養によって、もともと特性として持っている多動性が促進され過活動が顕著になり、不注意も増します。また、幼少時から落ち着きのなさ、不注意に対して叱責、注意を常に受けているため、ASDと同様「自己肯定感、自信、自己効力感」が育ちにくいことも摂食障害発症の背景にあります。ADHDを併存した摂食障害からの回復は「自己肯定感、自信、自己効力感」の回復といってもよいくらいです。

ADHDのもうひとつの特徴である「衝動的である、待てない、がまんできない、目先の利益を求める」ことは、神経性過食症*では特徴的です。ADHDと神経性やせ症の併存例の報告は少ないのですが、神経性過食症が発症するリスクが

図6－3　ADHDの特徴

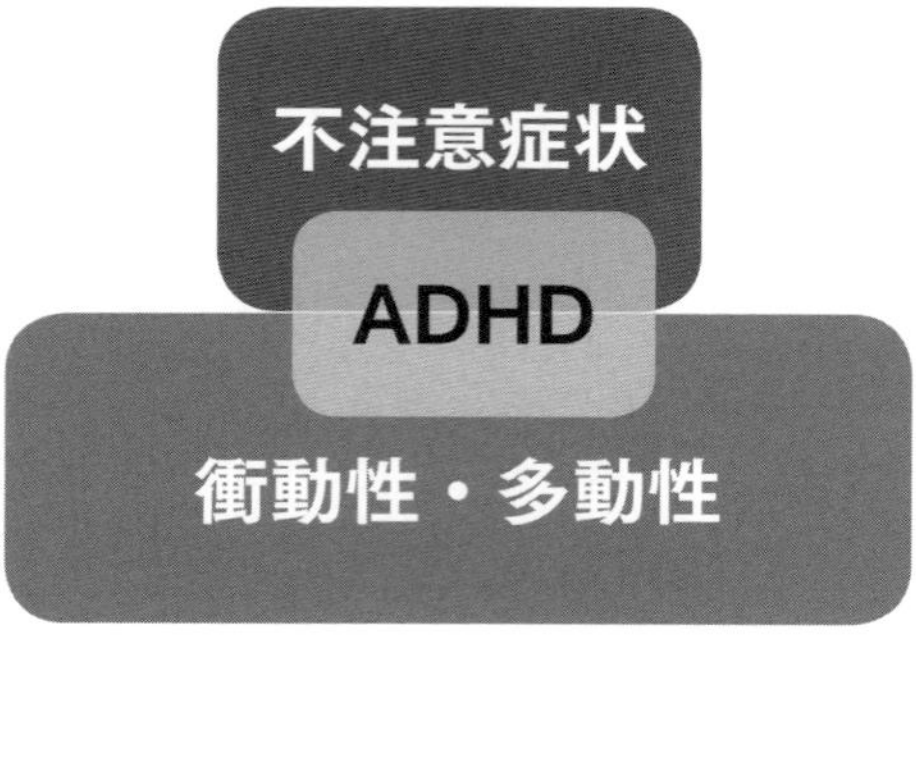

*神経性過食症：第3章参照。

高いと報告されています。[2] ＡＤＨＤを持つ子どもたちはそうでない子の3倍、摂食障害になりやすいという報告もあります。

症例14　ＡＤＨＤを併存した摂食障害の13歳女児（中1）

中学で運動部に所属していて、食事を夕食だけにし、走って登校し、部活動は朝の練習、放課後の練習とも熱心に参加しました。徐々にやせが進行し、養護教諭に勧められ受診となりました。初診時、落ち着いて座れず母から止められてもいすを動かしていました。「太るのが怖くて食べられない」といっていた彼女は受診後も体重が減少し、脱水も顕著になり小児病棟入院となりました。

生育歴を調べると幼少時から落ち着きがなく、小さなけがも多く、よく迷子になりました。不注意やミスも目立ち、忘れ物も多く家庭、学校でしばしば叱られてきました。

入院時は151㎝、31㎏（標準体重の68％）で、入院後は「静かにするようにね」と言っても耳を傾けず、腹筋運動、病棟内ダッシュと運動がエスカレートし、体重は29・3kgまで減少しました。

小児病棟で実施している通常のチーム医療に基づき、行動療法（トークンエコノミー法）*を実施しました。行動療法は通常1週間単位ですが、1週間が待てないので数日単位で目標を決め、目標達成できたら、行動範囲が広がる治療契約を結びました。同時に、ほめ、ねぎらいました。

入院131日目に41・4kgで退院しました。退院後も1日に何回も走り、家の中でもほとんどじっとしていませんでしたが、徐々に体重は増加しました。また、「食べて走ろう」という案にのり、大会にも出場するようになりました。アルバイトや家事全般をこなしています。

〈ポイント〉幼少時からの生育歴を整理すると多動、衝動性、不注意の特徴を示していました。これらの特徴に栄養失調が加わり、神経性やせ症の症状としての過活動が強化されました。ADHDの特性に配慮し、本人の理解しやすいように治療内容をシンプルなものにし、繰り返して説明しました。これまでの生育歴から判断される低い自己評価を配慮し、トークンエコノミー法を用い、正の強化*を図るようにしました。治療法に対する本人の理解も得られ、途中からは治療が比較的スムーズに進みました。摂食量、体重の増加とともに運動量は著しく減りましたが、落ち着きのなさ、衝動性は軽減した

＊トークンエコノミー法：行動療法のひとつで、一定の課題を遂行できたときにあらかじめ約束した条件に従って報酬を与える方法。これにより、目標とする行動を強化する。この症例では、食事量を増やした（条件）ときに安静度を軽減する（報酬）などを行った。

＊正の強化：行動によって快刺激が得られ、行動が強化される（繰り返される）こと。

ものの残りました。

3）神経発達症を併存する摂食障害のまとめ

- 乳幼児期からの発達過程を詳細に聴取し、発達検査を始めとした各種心理検査を実施し、神経発達症の鑑別や子どもの特性を把握します。
- 心理検査の結果、子どもの特性に基づいた支援を行います。
- 社会生活を送るうえで必要な事柄に関して、ていねいで具体的な説明、達成したことへの賞賛、ねぎらいを実践します。

栄養障害や体重が回復した後にも、認知面のゆがみ（食べ物、体重、やせへのこだわり以外のコミュニケーションの取りづらさ、対人関係の硬さ、不可解なこだわりなど神経発達症に特徴的な症状）が残るかを確認し、残っていれば神経発達症の支援を引き続き行う必要があります。

第７章

家庭でできること

1 家庭と協力してできる外来治療

1）家族支援と治療の概要

家族は子どもが摂食障害になったと聞くと，「自分の対応や育て方に原因があるのでは」と感じやすいものですが，家族の関わりが摂食障害の原因だという科学的な根拠はありません。保護者は原因探しや犯人捜しをしがちになります。このことで，家族自身が傷つくこともしばしばあります。

「原因探し＝問題解決」にならないことを頭に置き，これからどうしていけばよいか治療者と一緒に考えていくことが大切です。家族があきらめず最後まで支援し続けることで改善の方向に進み，ひいては治癒につながります。

そのため，家族は回復のための強力なサポーターと言われています。[1] 小原は，サポートのコツとして❶本人と病気を分けて考え，治りたい気持ちの味方になる❷症状の背景にある患者の心理を理解する❸食事や体型のことで言い争いを避ける❹共感的な話の聞き方を身につける❺自己肯定感を高める❻ストレス対処スキルを高めることの6つをあげています。

本人と家族との同席面接、集団家族療法*、保護者への個人療法、家族教室*などからその施設でできるものを継続して行えると改善の方向に向かいます。

第1章の8（50ページ）で述べたように、英国のＮＩＣＥガイドラインやＡＰＡガイドラインでは、家族への支援が必要と指摘しています。最近、英国や米国、オーストラリアなどでは、外来治療の一環として行われる、親が体重回復の責任を担う家族をベースとした治療（family-based treatment：ＦＢＴ）の治療早期の効果や入院治療期間の減少が実証され、推奨されるようになりました[2)3)4)]。

また、親に焦点を当てた治療*はＦＢＴと同等の効果が得られることが、最近示されています[5)]。このように、家族に対するアプローチが重要視されるようになってきています。

2）ＦＢＴの治療[2)6)]

神経性やせ症のためのマニュアル化された外来の治療法です*。罹患期間が3年以内で年齢が19歳以下の患者にもっとも有効といわれています。治療の主な焦点は体重回復です。食べることに集中的に取り組み、家族が摂食障害の子どもの健康を回復させるために必要なことを行い、その結果体重が回復するととらえます。

＊集団家族療法：複数の家族を対象とした心理療法の総称。摂食障害の子どもを持つ家族が10名弱のグループでおのおのが自分や子どものこと、子どもと家族の関係を語ることを通して子ども理解や摂食障害の理解、参加メンバーの成長につなげる。

＊家族教室：摂食障害の知識が少ない時期に、家族に必要な知識や情報を学ぶ機会を提供する教室。家族が知識を整理して、問題に取り組みやすくなり、何とかやっていけるという気持ちを回復することを目指している会でもある。発達障害家族教室、糖尿病家族教室などがある。

＊親に焦点を当てた治療（parent-focused treatment：ＰＦＴ）：親のみが治療に参加し、看護師が患者のモニタリングを行う。

＊監修の井口によると標準体重の70％以上が治療の前提になる。

その意味で家族の負担はかなり大きいといえます。

治療は3段階からなり、約12カ月にわたって15～20回のセッションで行われます。第1段階では体重回復が図られます。親が再栄養と体重回復の責任を負い（親のエンパワメント*）治療者は重篤な栄養失調の危険性に焦点を当てます。低栄養と、そのことによって引き起こされる摂食行動や家族の相互関係の変化を説明します。さらに、再栄養に取り組む両親を支援する役割を果たします。

そのうえで、親が子どもに摂食再開を促せるように援助する一方で、患者とその姉妹（兄弟）間の関係改善にも努めます。そのために、家族全員での食事セッションを行います。また患者に対して親や兄弟姉妹が批判的、攻撃的になるのを避けるために、最大限の努力を払います。神経性やせ症の症状は、患者がコントロールできるものではなく、がんのような重篤で純粋な疾患にかかっているだけだと説明します。*

患者が摂食量を増やし、体重を戻し、家族間の緊張が軽減するに従って第2段階に移行します。患者の健康回復が目的ですから、段階が上がったときには、年齢を十分に考慮して、親の養育態度を患者の年齢相応のものに戻していくように援助します（食べることに関するコントロールを患者へ戻す）。

例えば患者が友人と映画を見て、その後、外食したいと言いだしても、外食

＊エンパワメント：ここでは親が子どもの摂食行動を改善するために必要な力をつけること。

＊両親は子どもに寄り添い、つらさをくみ、支え、励ます。

で十分な量を食べるか心配な場合、映画に行くこと自体を禁止するのではなく、「まず食事をしてから映画に行くように」と助言をします。そして第3段階では両親との間に一線を引き、本来の成長過程に戻り年齢相応に自立し、両親もそれを受け入れるように促します。

ここで、代表的なエビデンスをいくつか紹介します。Lockらは12〜18歳の青年期の病歴が3年以内の神経性やせ症121例を対象に、無作為に家族をベースとする治療と青年期を焦点とする個人精神療法（adolescents-focused individual therapy）を割り当て、1年にわたって20セッションを実施しました。

その結果、治療終了時には、両治療法間で寛解率には統計学的な優位の差がありませんでしたが（42％vs 23％）、終了後6カ月（40％vs 18％）、終了後12カ月（49％vs 23％）の追跡調査では家族をベースとする治療の寛解率の方が有意に高かったようです。このように精神療法の無作為割り当て試験において、有効な個人精神療法よりも家族をベースとする治療の方が勝っていることが示された意義は大きかったようです[3]。

また、治療期間の短縮化の可能性も示されています。Lockらは12〜18歳の神経性やせ症86例を対象に、無作為に10セッション6カ月と20セッション12カ月の治療に割り当てた結果、両群で1年後の予後に差はありませんでしたが、食べものに関する強迫症状が強い症例、両親のそろっている家族では20セッションのほうが有効でした。このことは、第1段階の治療がもっとも重要で、第1段階だけに治療期間の短縮の可能性が示されています。[4]

どのような場合でも、後で示す家族支援は常に必要ですが、表7-1のような場合家族療法は行うべきではないとされています。

3）家族が長期にわたって支援していくには

家族全員が本人と良好な関係を築けるかが、一番重要な点です。そのためには、病気について知ること、子どもを大事に思うこころを再確認すること、子どもの苦しさ（底知れない寂しさ）を知ること、一緒に歩んでいく工夫、初期には現状維持でもいいのだと思えること、母親のみで支援しないこと、他の機関やマンパワーの協力を得ることが息切れせず支援を続けていくコツです。傳田が提案した子どもが摂食障害になったときの家族の対応10ヵ条を示します（表7-2）。[7]

2条の「1人であるいは両親のみで問題を抱え込まない。その際、父親も病院へ可能な限り行く。父親もここで頑張らねばと覚悟を決める」、6条の「最終的には、自分たち両親が対応し、状況を変えていくのだと腹をくくる。自分達が解決のためのキーパーソンであると認識する」は実行されにくいのですが、非常に

表7-1　家族療法を行うべきではない場合

- **両親が別居している場合**：復縁を空想させないように
- **親が重度の精神障害**：個人を保護するため
- **家族内の虐待**：犠牲者を保護するため
- **深刻な否定的相互交流**：それ以上の崩壊を回避するため
- **家族療法が以前に失敗している場合**：家族の抵抗を回避するため

表7－2 子どもが摂食障害になったときの家族の対応10ヵ条

1	両親で何度もじっくりと話し合う。適度な反省は必要だが、必要以上に自分たちを責めない。原因を追及しすぎない。
2	病院あるいは相談機関に相談する。1人であるいは両親のみで問題を抱え込まない。父親も病院へ可能な限り行く。父親も覚悟を決め支援する。
3	病院あるいは相談機関の医師、臨床心理士、相談員などと信頼関係を築き、情報を交換しあって、協力していく。
4	「あせらず、あわてず、あきらめず」をモットーにして、根気強く回復を待ち、子どもの成長を見守る覚悟をする。
5	子どもが思春期に達したら、これまでの対応を改め、1人の人格として尊重する。子どもの立場になって考える。
6	最終的には、自分たち両親が対応し、状況を変えていくのだと腹をくくる。自分たちが解決のためのキーパーソンであると認識する。
7	すべてを一気に変えることは考えない。小さな変化を大事にする。今、ここから、できることから始めていく。
8	子どもの自信と自尊心の回復を支えていく。
9	子どもの良いところ、プラスの側面をみる。子どもが現在できている部分を評価する。
10	子どものペースを尊重し、家族もゆったりとした生き方を大切にし、今一度家族のあり方を問い直すチャンスと考える。

傳田健三：子どもの摂食障害―拒食と過食の心理と治療―、新興医学出版社、p 122、2008

重要な項目だと思います。当院の家族教室＊では４条の「あせらず、あわてず、あきらめず」が印象に残ったという意見が多く寄せられました。

＊家族教室：１４７ページ参照。

2 家庭と協力してできる入院治療

1）家族ができること

治療過程で適切な時期に入院でき、入院中に本人がつらさや困ったことをきちんと言葉で保護者など周りに伝えられるようになると、症状がずいぶんと変化していきます。入院中に、その気持ちが言えないと、長引く傾向にあります。つらさをどのくらい自分から言えるか、そして言えるような雰囲気を保護者がつくれるかということが大切です。

そのためには、食事については主治医やスタッフと相談し、保護者はその話題に触れないことも必要です。よい雰囲気がつくれると、そこで本人と話し合いができ、本人のつらさがわかってきます。そのつらさがくめたら一緒に色んなことができるのです。

普通は本人が仕方なく入院し、退院を目標に致し方なく食べる練習を開始します。食べることによって脳に十分な栄養が入り出すと、認知面のゆがんだ考えが正常な方向に戻ってきて、心も落ち着いてきます。精神面が落ち着いてきたときに、つらかったことや「自分が何で食べられなかったか」というところまで思い当たればよいのですが、入院中に思い当たるところまでいくことは少ないようです。

入院中に「元の生活に戻りたくない」という本音が言えるということはとても重要な点です。そのときに、『何をバカなこと言ってるの！　ちゃんとよくなった方がいいじゃない』などと家族に言われると、「正直に言っても私の気持ちなんてわかってもらえない」と受け取り、病気の状態にとどまることになります。

入院中家族の望ましい行動は、温かいふれあいを通して、本人の気持ちをスタッフと共に徐々にくんでいき、かなりの程度でわかるようになることです。ただ、家族は入院当初は当惑しやすく、何が起こっているのか、どうしてよいかまったくわからないものです。特に母親は、混乱していることが多く、適切なガイドが必要です。

2）家族支援の具体例

我々は以下のような家族支援も実践してきました。これらのプログラムへの参加回数が多いほど家族の理解も深まり、本人へもよい影響を示すようになっています。

❶ミーティングの場での家族支援

入院中その週の方針を決定するために、子どもと保護者が参加するミーティングを行っています。ミーティングの最初は保護者のみとの話し合いの場を持ち、保護者の話を傾聴し助言をすると同時に、保護者が提出した問題点をその後の子どもを交えたミーティングで話し合います。スタッフ、家族を交えた方針決定のミーティングでは、しっかりとした枠組みの中で子どもが自由に意見を述べることができるあたたかく、オープンな姿勢が必要です。

❷母子（父子）面接

入院中、週1回外来診察室でねぎらいながら、本人と母親（父親）の思いを傾聴し、乳幼児期からのエピソード（歴史）を振り返っています。同時に摂食障害の基礎的な知見を説明し、摂食障害の理解を深めてもらいます。

❸家族への心理教育

家族への心理教育は多くの支援機関で行われています。我々も何回かに分けて、摂食障害の専門書やプリント、スライドを使って摂食障害に関する心理教育を実施しています。

❹保護者個人への家族療法

子ども担当の精神科医以外の親担当の精神科医が、1～2週間に1回保護者と面接し、摂食障害の理解の確認、子どもへの対応方法、家族の問題、親自身の問題を話し合い、保護者の生い立ちを振り返ることもあります。保護者のカルテをつくり、入院中最低1回は実施するようにしていますが、半数以上は入院中継続しています。全国的にみても、この試みはあまりなされてはいません。

❺集団家族支援（保護者の会）

保護者の会や家族の会は、全国的に行われるようになってきました。我々も保護者のカルテをつくり、すでに200回以上開催しています。毎回、その日のテーマを決め話し合っていますが、継続することで自助的な意味合いが強くなります。

このように多様なプログラムを持って支援していくことも今後の子どもの摂食障害の治療には必要です。

3 家庭と協力してできる退院後の治療

1）退院前の準備

退院の目安がつくと、外泊練習が始まります。入院中と同じように食べることができるのか、入院中と同じ食事をつくれるのか、同じスケジュールで生活ができるのかと課題はありますが、保護者の協力を得て家庭での生活の訓練をします。

退院直前のミーティングでは、退院後の摂食量、行動、再入院の条件を話し合います。かなり厳密に話し合っている方が退院後の治療がスムーズに進みます。

2）退院後の治療

退院後は、保護者と共に来院します。診察前に、採血・採尿、次に看護師による身長・体重、血圧、脈拍、体温測定を行います。そして家庭での食事内容を管理栄養士が毎回チェックし、心理士が面接します。

その後、小児科医、精神科医、看護師が中心となり摂食量、体重、血液検査データを本人と保護者と共に検討します。順調に経過していれば、頑張りをねぎらい、握手をし、その日の診療は終了となります。

退院初期は、保護者に対する食事の支援がかなり重要です。本人の食に対する不安、こだわりが強い場合は、入院中のメニュー通りに保護者につくってもらうこともあります。病院のメニューは栄養のバランスがとれていますので、家族の協力を得て家族全員が同じ食事を摂ることが家族の交流を進めます。

最初は毎週受診し、改善してくれば、2週間おき、3週間おきと徐々に受診期間を延ばしていきます。退院後、温かいふれあいが続き、本人が「周りの支援者にわかってもらえている」という確信が得られた場合、早めに日常の生活がスムーズに送れ、よくなるまでの期間が短くなります。

順調に回復していれば、管理栄養士や心理士は本人、保護者の希望が続く限りフォローしますが、概ね小児科医は中学卒業まで、精神科医は高校卒業または大学卒業までフォローします。

4 家族に精神科疾患既往歴がある場合

家族が精神疾患を持つ摂食障害の人は全体の44%という報告もあり、家族に精神疾患の既往歴がある場合は、家族全体の治療が必要になります。家族が疲れすぎないように、家族全体のバランスをとりながら慎重に治療を行っていくことになります。

また、中学生より年齢が低いきょうだいが影響を受けやすいという報告もあります。家族のカルテをつくり、薬物療法も検討します。家族の担当医を別にして、本人と家族の主治医同士が綿密に連絡を取り合います。

症例15　きょうだいへの影響＊　13歳女児（中1）

神経性やせ症で小児病棟に4カ月入院し、体重が回復、摂食行動も改善し、退院となりました。退院2年経過後、妹が誕生しました。その後、学校を休みがちになり、過食・嘔吐が始まりました。同じ頃、父と本人との関係が悪化しました。妹が4歳になったときに引っ越しし、転校しました。

転居後毎晩、妹が寝ようとすると過食・嘔吐を始め、大きな唸り声を出しました。妹は寝付きが悪くなり、夜中に突然起き出し、大声を出して泣くようになりました。妹が受診となり、夜驚症＊と診断され、薬物治療と同時にプ

＊きょうだいへの影響：きょうだいにたくさん食べさせようとすることもときどきみられるが、摂食障害が改善すると自然になくなる。自分が食べるのを我慢して他の家族に食べて健康になってほしいという表れでもある。

＊夜驚症（睡眠時驚愕症）：夜間の睡眠の最初の3分の1に出現するといわれている。睡眠中に突然起き出し、叫び声をあげるなどの恐怖様症状を示す睡眠障害。

レイセラピー*を開始し、数カ月で夜驚症は改善しました。

症例16　退行・赤ちゃん返りが見られた15歳女児（中3）

摂食障害発症後、退行がみられることもあります。乳幼児期から手がかからず、素直で言うことをよくきく子でした。二女はきかん坊で、生まれたときから手がかかっていました。二女の世話をやいているとき、本人はいつも大人しく座って絵本を読み、甘えることも少なかったそうです。公園に行っても二女が抱っこといって母にせがむ姿を微笑みながら見ていました。

摂食障害をきっかけに長女は退行し、言葉も話さず、おむつが必要な状態となりました。自身で食べものを摂取できず、経管栄養となりましたが、さじを口元に持っていくと飲んだり、噛んだりするようになりました。

母親は看護師と協力し、おむつを替え、食事を与えました。母親は看護師の指導の下、長女に優しく声かけをし、添い寝し、赤ん坊から育て治しているようでした。彼女も母親を目で追い、言葉にならない声で母を呼び、身を

＊プレイセラピー（遊戯療法）：子どもを対象とした心理療法（カウンセリング）の1つ。自分の気持ちを言葉で表現する能力が十分育っていない子どもにとって、遊びは言語に代わる役割を果たし、子どもは遊びを通して自分の気持ちを表現していく。

任せました。部屋の外へ出ると悲しそうな表情をし、戻ると安心した表情を見せました。

母は「長女を抱っこした記憶があまりないんです」と言っていました。「幼稚園、小学校になっても親を困らせたことは一度もありませんでした。中3になって初めて、赤ちゃんになって甘えることができたと思う。私を見る表情が本当に私を頼りにしているようです」と母は言いました。

〈ポイント〉この事例は、素直で聞き分けのよいという性格・特徴を持った子どもが親を頼りにする過程で赤ちゃん返りしたものです。ていねいな養育、*育て治しが必要でした。

＊再養育療法：山岡が開発した治療法で母親の情緒応答性を高め親子間の基本的信頼関係の再構築を目指す方法。

第８章

学校との連携の基礎

1 学校と医療機関の連携

子どもの摂食障害の治療は、学校との連携の有無により、大きな差が出ます。[1] 兵庫県の養護教諭に対する調査では、学校と医療機関の連携について小学校(85・2%)、中学校(92%)、高等学校(92・2%)の養護教諭が必要と考えています。しかし、実際の連携は小学校が20・9%、中学校が50・7%、高等学校が31・3%と必要と考えている割合に比べて低いという結果が得られています。[2]

このことから、実際の連携は普及しているとはいえず、養護教諭と医療機関の連携の困難さが示唆されます。その理由は医師の多忙さ、守秘義務の壁などの医療機関側の問題と学校行事などの教師側の忙しさ、両者間の面談に対する考え方の差にあるようです。

連携の有効性は小、中、高等学校の養護教諭とも高い割合(88%~100%)で感じていることもあり、[2] これらの問題点を相互の協力、工夫を通して改善し、医療機関と学校が連携していくことは、子どもへの支援には欠かせません。

ここでは学校との連携を中心にお話ししたいと思います。[4)5)6)]

2 学校での早期発見、早期対応後の連携のポイント

やせている生徒に気づいた場合、担任や運動部顧問ならば、養護教諭と相談するのがよいでしょう。養護教諭は、現在までの体重の推移を調べます。急激な体重の減少や長期にわたる体重減少が続いていれば、担任、学年主任、部活顧問、管理職、スクールカウンセラー、管理栄養士と相談し今後の方針を決め、学校医とも相談します。

小中学生なら、過去の体重と比較して、増加がみられない場合も要注意です。養護教諭は「顔色が悪い、何か病気が隠れているかもしれないから」と保健室に呼び、脈拍、血圧、体温、身長、体重を測定し、徐脈があり（60／分未満）、血圧が低く、低体温で、成長曲線*を作成して標準から大きく外れてきているなら、摂食障害が疑われます。

そこで、睡眠、勉強時間などとともに、おやつや食事の様子について日常生活のことを聴きながら情報を引き出します。同時に、担任や、部活顧問から給食・

＊成長曲線：44、222ページ参照。

弁当の量や摂食時間、練習状況をそれとなく観察してもらいます。本人には栄養失調、やせで健康が損なわれることを責めず脅さずていねいに柔らかい言葉で伝えていくことが重要です。

コミュニケーションの手段として、子ども用EAT26*を利用し、成長曲線を使い、体温、血圧の測定値を平均と比べ、自らの脈と養護教諭の脈を比べます。定期的に保健室でフォロー（脈拍、血圧、体温、できれば週に1回の体重測定）していくことができれば、体育中止の時期や医療機関受診のタイミングを間違わなくてすみます。やせればやせるほど活動量が増すことがあるので、日常の活動の観察のみからの判断（元気に活動しているから大丈夫）は危険です。

保護者との連携も重要な点です。摂食障害が疑われる児童・生徒を発見した場合、保護者に連絡する方がよいのですが、伝え方によっては保護者が「責められている」と感じてしまう危険性があるので、あくまでも「その子の心身の健康を取り戻すために協力したい」という姿勢でコミュニケーションをとることが必要です。

医療機関への受診*が必要と判断した場合は、早期に保護者と連絡を取ります。急激な体重減少、摂食量の著しい低下があれば、早期に医療機関への紹介が必要です。紹介後、医療機関とも継続的に連携します。医療機関に定期的に通うよう

＊子ども用EAT26（eating attitude test）：222ページ参照。

＊医療機関への受診：判断基準は「対応指針」を参考（54ページ、図1-5）。

になれば、体重測定は学校ではせず、医療機関に任せます。学校での情報を伝えることは診療に役立ちます。保健室での気づき、継続的な対応は、重症化を防ぐこともあり、病院受診せずにすむこともあります。

3　保健室でできること

保健室でできることを表8－1にまとめました。定期健診で身長と体重のチェック、やせの目立つ子の標準体重比の計算、小学校以来の成長曲線の作成、担任や部活顧問からの情報収集が指摘されていますが、本人から自主的に保健室を訪れることは少なく担任や養護教諭から本人へ声かけをする必要があります。

ある調査によると、摂食障害の気づきのきっかけは、急激なやせ（28・2％）や健康相談（22・5％）が1位、2位ときますが、本人の訴えは15・5％に過ぎません。[7] 受診前の体重測定については、慎重に行う必要があります。週1回体重測定をしたとして、測定結果に影響を受けやすいので測定後の体重の意味について、話し合う必要があります。

このとき、心身の状態をていねいに説明し、優しい言葉をかけ、大事に思って

表8－1　保健室でできること

1	継続観察……軽いときは週１回、重症時は毎日
2	血圧、脈拍、体温、手足の冷たさ、皮膚の状態のチェック
3	摂食状態の情報を得る（担任・保護者から）
4	体重測定は週１回……測定結果に影響を受けるので測定後に話し合う
5	体重測定は、病院受診していれば避ける
6	心身の状態をていねいに教え、優しい言葉かけ、大事に思っていることを伝えていく
7	休む場所や食事をとる場所として保健室を提供

いることを伝えていきます。休む場所や食事摂取の場所としても、保健室は役に立ちます。

症例17

学校と病院との連携例 陸上部14歳女児（中2）

12月から食事制限でのダイエットを始めました。1月の身体測定では大きな体重減少はみられませんでしたが、2月には顔色が悪くなって体重減少もみられたので、保健室で養護教諭はていねいに低栄養や低体重による体への影響を説明し見守りました。

しかしなかなか回復せず、3月中旬に母親に身体の状態と受診に関する説明を行い、A総合病院小児科、精神科を受診しました。その後も養護教諭は温かく見守り続け、受診時には毎回、医師宛ての手紙で血圧、脈拍、体温の記録、学校での様子を連絡し、医師も毎回養護教諭へ経過報告書を送り、学校と連携を実施しました。

学校では養護教諭、担任や部活顧問の理解もあり、保健室での休養と練習メニューを決めて体重がこれ以上減らないように取り組みました。昼食に時間がかかる間は、保健室で養護教諭と共に摂取できるようにしました。養護教諭がていねいに話を聴くことで、学校や家庭での行き詰まり感を話すようになりました。

病院では栄養士による栄養相談を開始、小児科医、精神科医が毎回連絡を取り合い、特に体重（改善と共に増加）・血圧（改善と共に上昇）・CK（運動による筋肉の崩壊を示すバロメータであり、運動量に並行して値が推移）のデータを養護教諭と共有し（図8－1）、学校からの情報を通して精神的な状態を把握しながら治療を継続しました。

当初30kg程度だった体重も高校入学時には43kgまで回復し、好きな陸上競技を高校でも続けました。中学校での陸上開始時にはやせるための入部だと言っていましたが、高校では体重を減らさずに自己ベストを出しました。顧問のフォローもあり、体重を減らさずとも肩の筋肉でうまく腕を振れるようになり「自己ベストにつながったね、すごい」と労いながら見守りました。

〈ポイント〉この子の場合、もし早期受診の時期を逃し、さらに体重減少が進み、入院治療になっていれば、少なくとも3カ月の入院は必要となり、精神症状も進み、対応も回復も難しいものになっていたと思われます。

また、学校生活から離れずにすみ、学校不適応を防ぐこともできました。

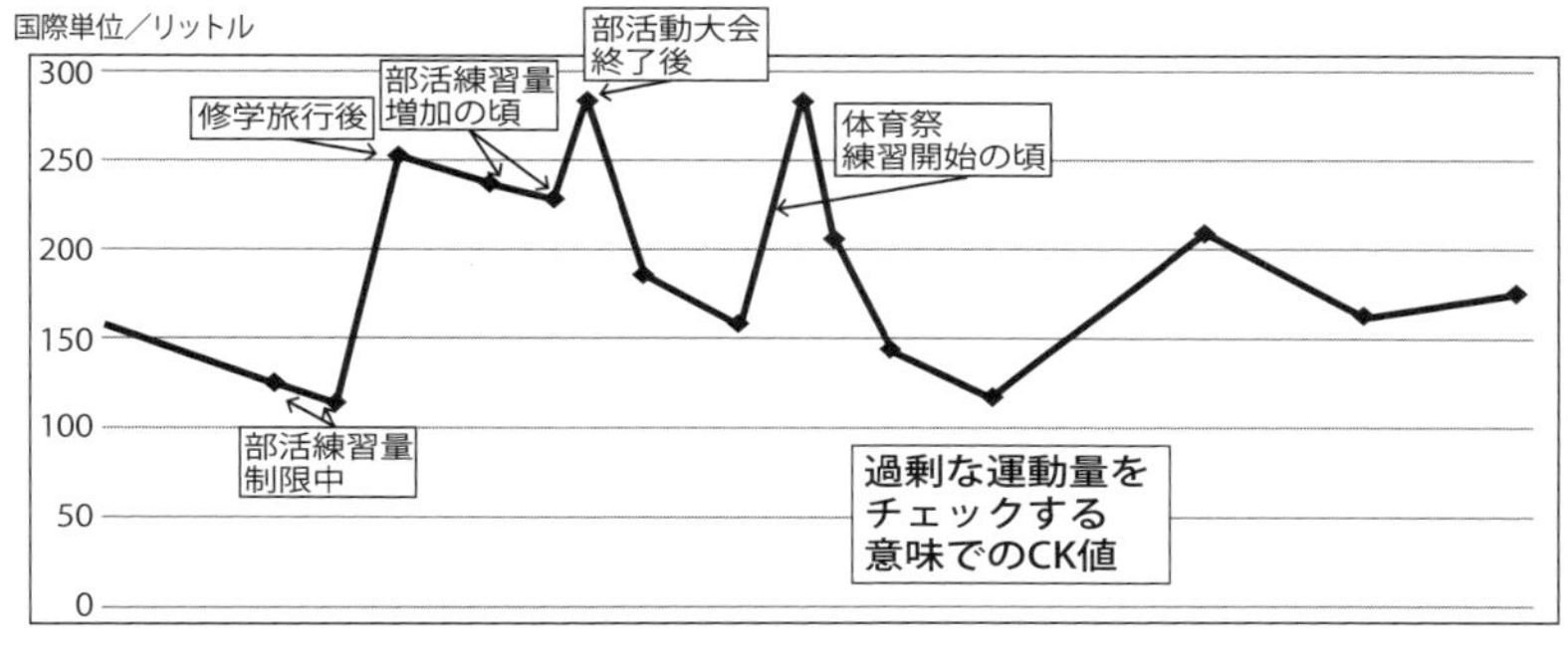

図8－1　外来受診中の連携

養護教諭による早期発見と適切な対応、治療のモチベーションを維持することによる支援例です。

4 本人や家族への受診の勧め方

最近、「あれ、あの子なぜか最近やせてきたな」、「すごくやせているな」、「体重の増減が激しいのでは」と感じた経験がある方は1人や2人ではないと思われます。気になってはいるものの、声かけしにくい状況のことも少なくありません。

やせすぎには身体疾患*が隠れていることもあり、病院での精査が必要な場合もありますが、本人は困っておらず受診する気配もないことも多いようです。そのようなときどうすればよいか考えてみます。

本人や家族が問題に気づいていないことも多く、受診の勧め方が難しい場合があります。

＊身体疾患： 表1－6の鑑別疾患を参照（29ページ）。

《保護者への声かけの例》

- 低体重で血圧が低く、脈が遅く、生理も止まっているようです。
- 何か病気が隠れている可能性があるので、きちんと検査してもらいましょう。

初期には、本人が元気にしており、保護者も担任も気づいていない場合が多く、すぐに受診の必要性を理解されない場合もあるので、成長曲線や「対応指針」などを利用して根気よく説明していく必要があります。

《本人への声かけの例》

- 体重が減りすぎると身長も伸びなくなるから調べてもらおう。
- やせると脳も胃も縮んでしまうから、脳や胃を調べてもらおう。
- 月経不順があるから、女性ホルモンの検査をしてもらおう。
- 心臓がゆっくりしか動いていないので、心臓を調べてもらおう。
- 水不足は身体によくないので、脱水かどうか調べてもらおう。

と伝えることもできます。

声かけの結果、本人が「病院には行きたくない」と訴える場合は、定期的に保健室でバイタルチェックをしながら、ねばり強く本人が困っていることを確認します。受診はそれを解決する糸口になることを、受診したくない気持ちを尊重しながら伝えます。受診を拒否する場合には、校医（小児科）に連絡し、校医に説得してもらう必要も出てきます。受診した場合は、病院を受診したことに対してねぎらうことで、病院をバックアップし、継続して受診することにつながります。

症例18　運動部顧問の気づきと受診までの経過　15歳女児（中3）

部活で活躍したいと体重を減らしたところ、記録がよくなりました。そこで、ダイエットを続け、1年間で10kgの体重減少がみられました。その後も、試合でよい成績をあげようと体重を減らし続け、回りからもやせたと気づかれるようになり、心配されましたが、本人は気にとめてないようでした。

同級生からは保健室へ行くように勧められていましたが、「大丈夫」と言って行くことはありませんでした。体重減少を気にしていた運動部顧問は養護教諭に相談し、担任、学年主任とともに定期的に話し合い、対策を練りました。同時にスクールカウンセラー、知り合いの専門家に相談しました。

◆摂食障害とスポーツとの関連

運動部顧問に行われたアンケート調査があります。その調査結果によると、運動部顧問の76・3％が摂食障害を知っており約6割は直接本人と関わっていましたが、校内で一番に発見した経験は19・5％に過ぎませんでした。症状については一般的な知識はあるものの、長期化の可能性や死の危険性について知らない顧問もいました。

摂食障害をもつ子どもに関わった群と関わっていない群では意識の差があり、関わった群では関わった経験が顧問の意識の変革につながっているということが示唆されました[8)]。

中3の最後の試合を前に、急に体重が増えだし、憂うつそうな表情でいることが多くなり、顧問に勧められ、初めて保健室に来室し、体重増加のつらさを訴えました。養護教諭は、ていねいに話を聴き、食事の摂り方も含めいつでも相談にのること、保健室での定期的な健康チェックの約束をしました。母親とも連絡を取り専門医療機関への受診を勧め、受診へとつなげました。

〈ポイント〉早めに運動部顧問が気づき学校内で対策を練り、ねばり強く支援した結果、受診につながった例です。運動部顧問は体重減少に気づいていても、元気に活動して、記録も伸びていれば、つい見逃してしまうものです。運動部顧問の気づきは早期発見、早期対応において極めて重要です。

症例19　保護者が受診を拒んでいる例　9歳女児（小3）

養護教諭から「標準体重の70％の子がいる。状況を説明しても、病院受診を拒んでいる母にどのように対応したらよいか」と相談を受けました。そこで医師から❶女児の健康管理（週1回血圧、脈拍、体温測定、体育の時間は保健

予防の観点から、スポーツに関わる運動部顧問への啓発が必要です。スポーツ選手の摂食障害に気づくサインは、

❶必要以上に食にこだわるようになる
❷周囲から見ると過剰なトレーニングスケジュールを立てて実行している
❸体重変動が大きすぎる
❹食事やトレーニングにおいて、他の人との接触を避けるようになる
❺生活全般において、孤立傾向が目立つ
❻睡眠リズムなど、生活リズムの乱れが目立ってきた

これらのことがあげられています。

室で過ごす、給食は少しでも食べたら評価）❷母のサポート（気持ちの安定を図る、養育態度を否定せず、医療機関につなぐ試みをねばり強く）❸スクールカウンセラーとの連携を提案しました。

養護教諭はアドバイスに従い、母子の援助を開始しました。母親が病院受診に対して後ろ向きだった理由は、自分が子どもの頃、担任となじめず、学校へ行きたくない時期があり、若い頃、摂食障害で病院を受診したとき傷ついたことがあったとわかりました。

「なぜか子どもへ触れるのが怖く、しっくりいかない、不安で焦ります」とも言っていました。養護教諭が母自身のわかってもらいたい気持ちを大事にした面談を定期的に続けることで、母親の態度に変化がみられ、母親だけが受診することになりました。学校の支援体制の下、母の1年におよぶ受診で母も自身の不安や焦りを軽減でき、子どもの回復にも結びつきました。

〈ポイント〉本人が受診しなくても、学校の支援と、母親の相談で回復した例です。学校と本人や家族との信頼関係が築ければ、学校でのていねいで適切な支援により回復することもあります。その場合も、医療機関と連携し、しっかりと対策を練ることが必要です。

症例20　学校連携のなかった11歳女児（小5）

ある年の9月頃から食欲が低下し、24kgあった体重が19kgまで減少しました。総合病院でその年の11月から翌年4月まで入院となりました。経管栄養で25kgになり退院し、学校へ通い始めましたが、通院しながら経管栄養を継続しました。

病院と学校の連携も取れておらず、学校生活での注意事項も養護教諭や担任に知らされていませんでした。経管栄養を終了すると8月には食べる量が減り、過活動になりました。11月には極端に摂食量が低下し、次の年の5月には、136・9cm、20kg（標準体重の60％）となり、主治医、他のスタッフともラポール*がとれなくなったとのことで別の総合病院へ紹介されました。その病院では、チーム医療が行われ、養護教諭もチームの一員として参加し、入院中から退院後まで、学校と病院が協力した支援が行われました。高校入学頃には体重が回復しすっかりよくなりました。

〈ポイント〉学校復帰後の支援について、医療機関と学校の連携が取れていないとうまく治療が進まず、悪化することがあります。上記のケースでは、

＊ラポール：心理学用語で人と人との間の親密な信頼関係のこと。「心が通い合っている。相談できる・打ち解けて話ができる」状態。心理的治療で医師と患者との信頼関係の基本とされる。

チームの一員として養護教諭が加わったことで、学校復帰がうまくいき、摂食障害自体も回復しました。

5 養護教諭による支援のまとめ

中学校での摂食障害の支援*について図8－2を参照して簡単に示します。まず、身体測定や担任による健康観察からハイリスクの生徒を抽出し、成長曲線を活用し、校内での情報収集をします。

次に、本人へ健康相談や保健指導を行いながら、健康状態を経過観察します。校内体制を整え、学校生活や進路について対応します。また、リスクが高い場合は保護者への説明を行います。学校医に相談しながら医療機関へつなぎ、受診時には学校からの紹介状を持っていってもらいます。治療中も医療機関との連携を取り、対応を継続しながら、希望する進路に向けて心身両面のサポートをします。

***支援**：「対応指針」による支援は54ページを参照。

図8－2　中学校での摂食障害の支援

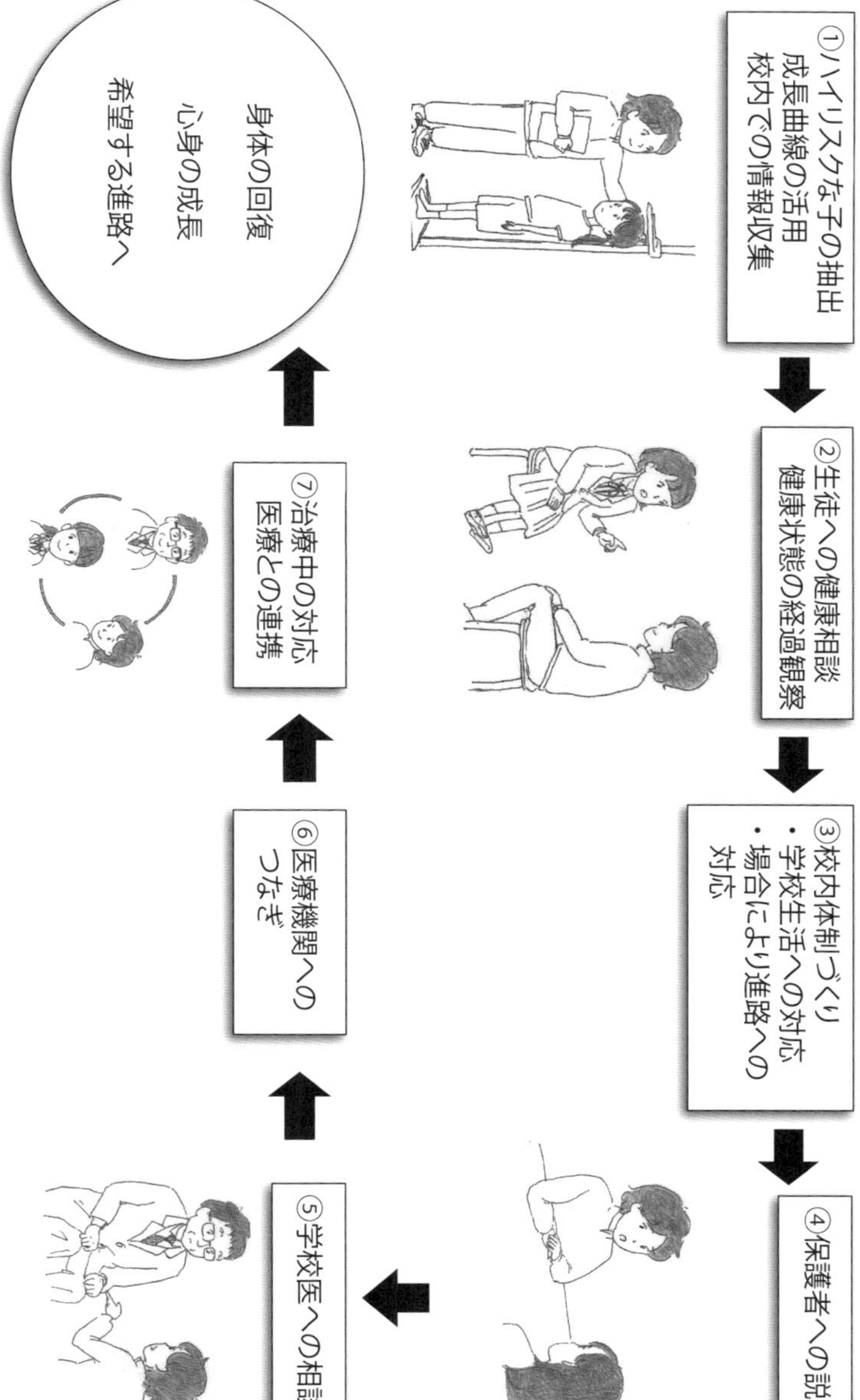

第９章

問題となる症状への対策と気になる身体合併症

1 低血糖症状と対策

神経性やせ症*では低血糖症状は必須と言ってもよく、小児病棟へ入院した子どものかなりの割合で70㎎／dℓ未満の低血糖がみられます。入院後、通常数日内で正常値に戻りますが、長期にわたって低血糖が続くこともあります。低血糖の問題点はほとんどの人に自覚症状がないことです。低血糖が長く続くと、その状態に身体が慣れ、頻繁に低血糖を生じているものの、見かけ上何も生じず何も感じない場合も多いようです。

そこで、本人も家族もさほど真剣にとらえず、これまで通りの生活を送ります。緊急性を認識せず、突然意識を失って救急外来へ運び込まれることもときに経験することです。ここでは、低血糖の危険性を説明し、対策を検討します。

＊神経性やせ症：第2章参照。

1）低血糖の危険性

神経性やせ症の拒食期の低血糖は、通常は長時間食事をとらない早朝に起こりやすくなります。低血糖が続くと、頭痛、昏睡、意識レベルの低下、けいれん、死亡と非常に危険な状態が考えられますが、神経性やせ症では低血糖時でも、頻脈、発汗、空腹感が生じないことも多いようです。

さらに、低血糖は長期の低栄養後の再栄養時に、もっとも危険であるとも言われています。低栄養のため、肝臓のグリコーゲンの貯蔵がなくなっており、再栄養が始まりインスリンが分泌されると低血糖が生じます。食後1～2時間で低血糖発作が生じやすいようです。十分な注意が必要です。

また、過食嘔吐が続いている方や食事を頻回にぬく人は、嘔吐や食事をとらないことで、頻回の低血糖状態になり、自分の意思ではどうにもならず過食する場合があります。低血糖症は過食の原因にもなり、イライラや抑うつなどの精神症状が起こるとも言われています（図9－1）。

2）対策

低血糖症の基本的対策は、規則正しく、適切な栄養バランスのとれた食事を摂ることです。ただ、やせの極期にはこのことが難しく、入院して身体治療を受け、低血糖状態から脱するか、外来治療で妥協策を見いだし、ぎりぎりのところで保たせ、急激に生じる低血糖状態を回避するかです。

まずは、倒れないことを目標にして、血糖値を正常範囲に保つことを試みます。

図9－1　低血糖と食事量の関係

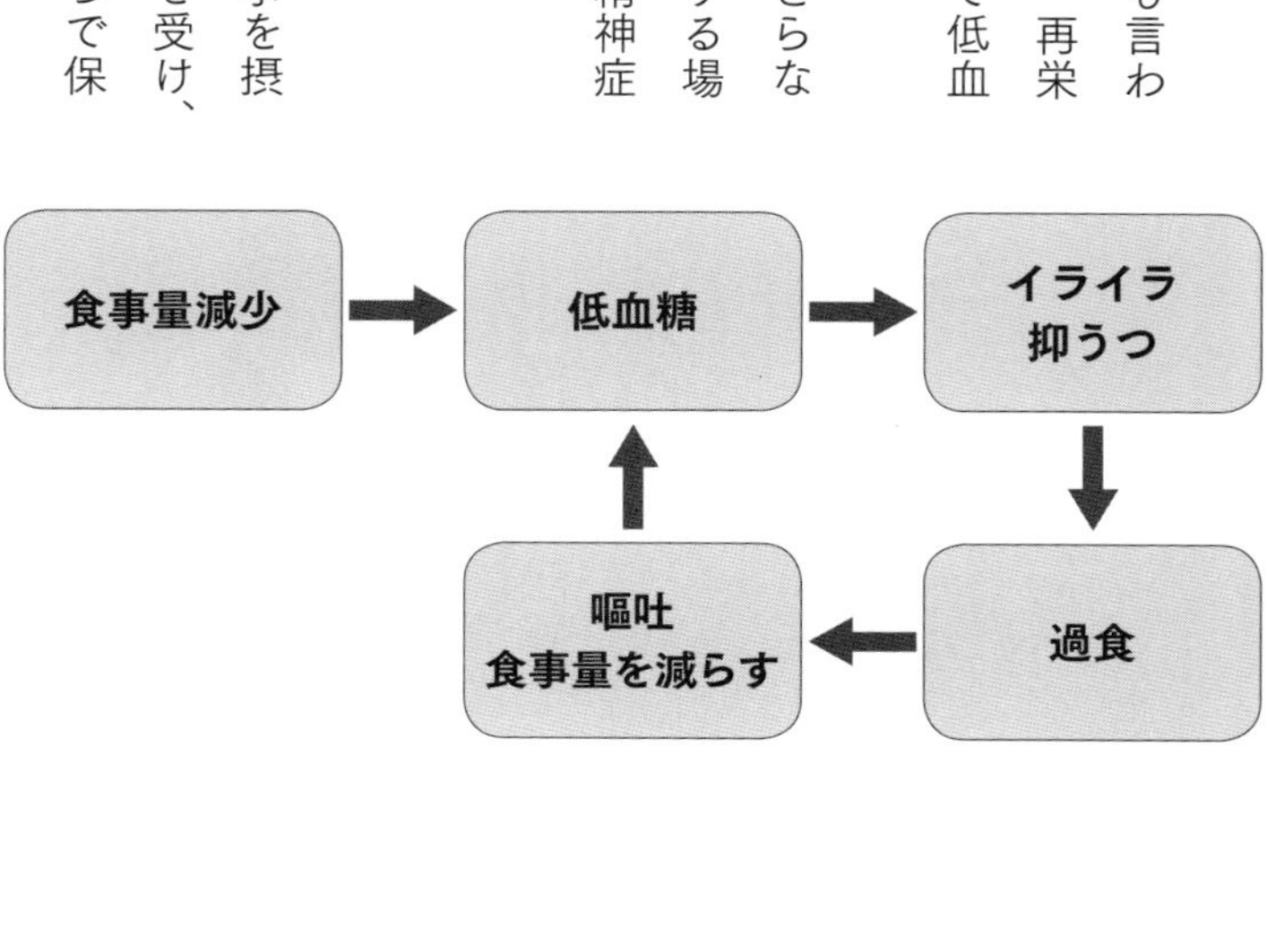

同時に、身体に何が起こっているかを知らせる心理教育的アプローチ、認知面での気づきへのアプローチ、日々の生活での工夫に関する話し合いを続けていきます。

毎日の苦労に対するねぎらいや支持的に支援することも忘れないでください。緊急時のブドウ糖の点滴治療には通常の輸液のブドウ糖量でも危険なときがあり、注意が必要です。[1]

3）具体的対応

低血糖発作の説明を念入りにして、本人とねばり強く、ていねいな話し合いをすることが必要です。

しんどい、生あくびや冷や汗が出る、動悸がする、手が震える、ふらつくなど自覚症状のある子どもには、飴、チョコレート、グルコースの粉末などの炭水化物をかばんなどに入れ、症状が出たら口に含んでもらうことで一時的にはしのげます。オレンジジュースなどの飲み物もよいと言われています。これらの甘い食べものには抵抗があり、小さな栗をかばんにひそませる子どももいました。

自覚症状のない人には、時間を決め、炭水化物を摂取してもらいます。部活動などの課外活動に参加して、つぎの食事までの間が長い児童・生徒には、学校の

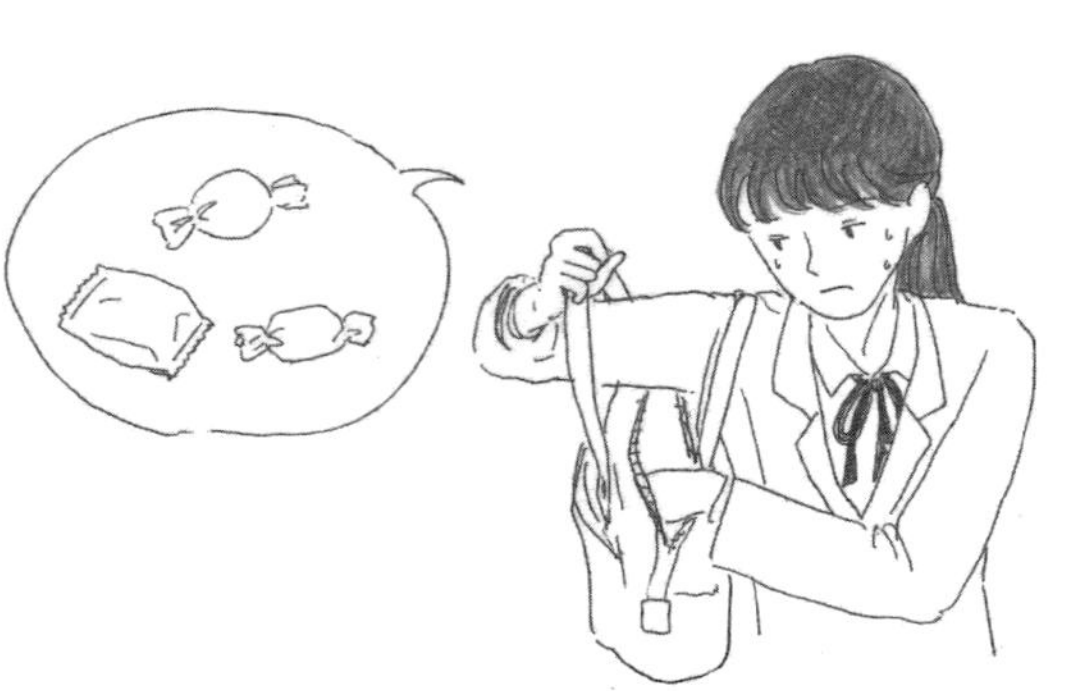

保健室で本人が食べやすい炭水化物を養護教諭に見守られながら摂取することも考慮します。保健室でも、一人で食べる空間をつくる配慮が必要なこともあります。

低血糖のために過食してしまう場合は、本人も周りも「意志が弱い、だらしない。根性がない」などと考えがちですが、けっして過食症の患者の意志の問題ではありません。「低血糖症がそうさせている」と理解し、低血糖を防ぐためには何をしたらよいかを治療者や支援者とともに考えていく姿勢が望まれます。

この場合も、1日3～4回、ゆっくりと味わいながら食べることが基本です。ただ、一朝一夕では回復しないので、家族や周りの方の協力・支援を求めていく必要があります。

4）おわりに

低血糖症の基本的対策は、規則正しく、適切な栄養バランスのとれた食事の摂取です。頻回の低血糖を防ぐためには、病態に関して心理教育的アプローチと補食（炭水化物摂取）に関する工夫が望まれます。重度の低血糖のときには命に関わることがあり、迅速な対応が必要です。

2 過度の運動と対策

1）はじめに

過活動*、特に過度の運動は、摂食障害特に神経性やせ症にはよくみられる症状です。診断基準には含まれてはいませんが、過活動の割合は高いようです。患者の体重増加に対する恐怖、食べていると永遠に体重が増え続けるのではないかという不安が強く、つい動きすぎてしまうのです。

運動まではしない子も、少量しか食べていないにもかかわらず、何か用事を見つけて外出したり、自宅や学校の階段の昇降を繰り返したり、何かにとりつかれたように運動場を歩くこともあります。その場合は、声かけても聞こえていないことが多いようです。

＊**過活動：**過剰に活動することで、運動や勉強などあらゆる分野にみられる。

症例21　運動部でダイエットをきっかけに過活動に　15歳女児（中3）

運動部で、「ジャンプ力をつけるために少しやせたらどうか」と顧問からアドバイスを受け、ダイエットを開始しました。体重減少により、一時はジャンプ力もつき、試合でも活躍できるようになりました。しかし、体重減少が進むと徐々に練習についていけなくなりました。

「顧問は厳しい人だから、このままではレギュラーから外されてしまう」と思い、筋肉を鍛えるのが必要だと腹筋運動を1日100回と自分に義務づけ、毎日続けました。目をつり上げて早足で歩くこともありました。勉強も夜遅くまでするようになり、成績も飛躍的にあがりました。

本人は、「身体は全然問題ない、快調！　勉強も頑張ってるし、レギュラーに絶対になる」と言い続け、運動と勉強を続けましたが、あまりに活動しすぎるようすを見て限界が近いと感じた部活顧問、養護教諭に説得され、両親と一緒に小児科を受診しました。

初診時、筋肉細胞内から生じる酵素CK値が1000IU／ℓと、基準値を大きくオーバーしました。しかも脱水もあり、腎機能の低下や肝機能障害がみられました。非常な危険な状態であり、精神的な問題がある可能性も考え、精神科も併せて受診となりました。

その結果、安静（部活動、体育、運動、早足で歩くことの禁止）と水分摂取、摂食量の増量を本人に提案しました。もし自分の力で安静にすることや水分摂取、食事摂取の増量ができない場合は、入院してお手伝いさせてもらうと伝えました。

1週間後の採血データでは、CK値は300IU／ℓまで低下して、脱水、肝機能は基準値内に入らないものの、大幅に改善していました。そこで、今のペースで安静にして、水分摂取、摂食を続けることを確認して、定期的な受診となりました。体重は変化がないか微増でしたが、CK値は200IU／ℓからしばらくは下がりませんでした。

この期間は、本人には「体重が下がらないように頑張って食べ、つい動いてしまいそうになるのをよく辛抱しているね」と毎回ねぎらっていきました。本人の気持ちや身体の状態をつかむ意味とねぎらいの意味も含めて毎回握手は続けました（栄養状態が悪いと手が冷たい）。体育のときには、保健室で過ごし、養護教諭と学校のことや家のことを話し、「身体がなぜか動いてしまう」と語りました。

〈ポイント〉本人の入院への拒否感と本人へのねぎらい、養護教諭の支援とで過活動を最小限に抑えた例です。

2）検査上の問題点

CK値*は筋肉に多量に存在する酵素で、筋肉細胞のエネルギー代謝に重要な役割を果たしていますが、運動のしすぎによる筋肉崩壊のバロメータになり、摂食障害の患者の過度の運動・過活動の指標に利用されています。

過活動になると、肝機能障害が出現することもあり、アスパラギン酸アミノトランスフェラーゼ（AST）、アラニンアミノトランスフェラーゼ（ALT）が高値を示すことがあります。運動量が減り、食事もコンスタントに必要量が摂取できれば、身体危機から脱出でき、検査データは改善します。

3）診断による差

神経性やせ症は、制限型でも過食・排泄型でも、過度の運動によって体重増加を妨げる持続した行動がみられます。神経性過食症は過剰の運動は少なくなるこ

***CK値の変化**：CK値を追跡すれば過度の運動の状態を評価できる（18ページと、167ページ図8-1参照）。

とが多いですが、じっとしているのはつらいようです。

4）運動以外の過活動

勉強時間、手伝いや作業にかける時間も増え、すべての活動が過度になることもしばしば認められます。これらも自身では歯止めがきかず、ストップをかけてくれる人の存在が必要です。

5）対策

安静が一番の対策ですが、そう簡単ではありません。活動制限の目安の提示や、入院中の行動療法が功を奏することもあります。精神科専門病院で、医療保護入院の下、活動制限が必要なこともあります。

通常は、入院後しばらく経過すると、過度な運動・過活動が治まることが多いですが、ベッド上での安静を指示されているにもかかわらず、隙を見ては歩こうとしたり、足をずっと動かしたり、カーテンの陰やトイレでジャンプしたり、安静度を緩めたときに病棟の廊下を早足で歩いたりと、常に動こうとする姿はよく発見されます。

症例では、部活を休むことである程度の過活動が和らぎましたが、CK値は下

図9-2　過活動の危険性

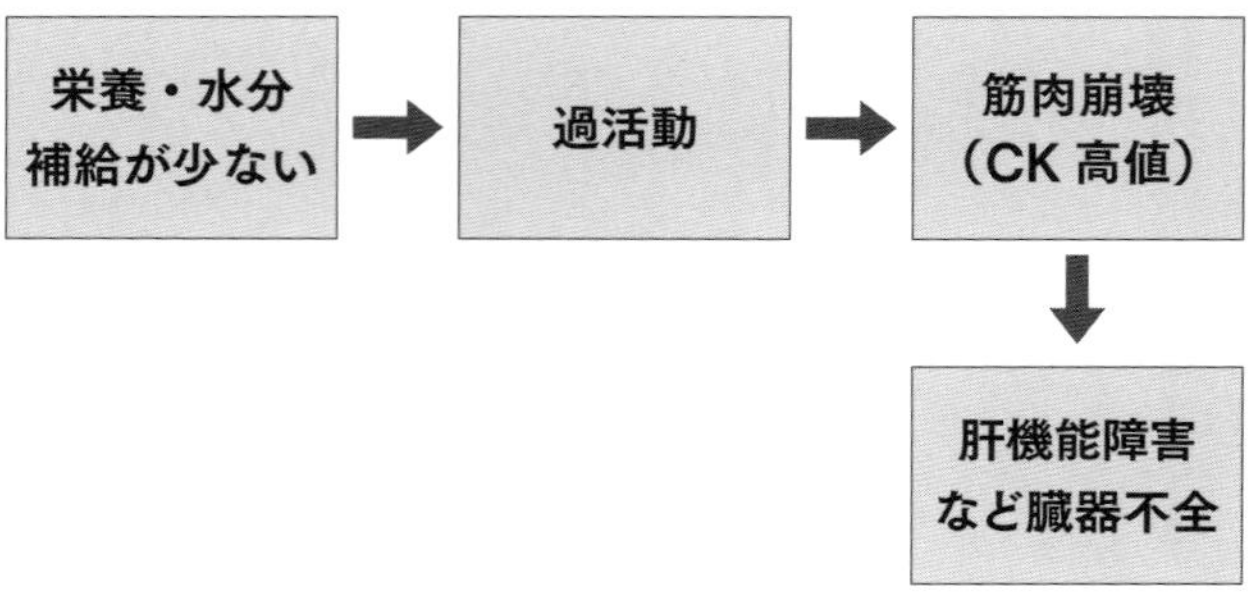

がりきらず、過度な運動ではないにしろ、日常生活において過活動はしばらく続いていました。また、勉強時間も大幅に増えました。過活動は説得して改善するものでもなく、摂食量が増し、摂食障害そのものが改善してくるにつれ治まってくることが多いようです。「食べて動こう、筋肉が壊れても食べて補おう」といったスローガンはやせの極期には通用しないことも多いのですが、ねばり強く語りかけていくことは続けたいものです。

過度の運動がやめられないときには、学校と連携して、運動部の練習の休止、休部を認めてもらいます。運動会の練習や、体育の時間、暑いときには保健室からの見学を認めてもらうなど対策を練ります。安静の基準を決めるため、本人、保護者、養護教諭、部活顧問ら学校関係者と綿密な話し合いを持つことが必要なこともあります。

意思に反してつい動いてしまうことの意味についてのカウンセリングや不安軽減のためのカウンセリングは、即効性はありませんが、長期的な観点からは重要なアプローチです。心の奥底にある真の恐怖や不安を語ることもあり、並行して行いたいものです。

6）おわりに

過活動は一時的なことが多いですが、身体面では危機的状態になることもあります。極期においては簡単には安静を守ることができず、対策を練る必要があります。学校との綿密な連携もポイントになります。過度の運動、過活動の意味を話し合うことも、長期に及ぶ治療から見ると意味があります。とくにスポーツ選手には、過度の運動に陥りやすい習性があります。摂食障害になるスポーツ選手も多く報告されています。[2] コラムの「摂食障害とスポーツとの関連」についても参照してください。*

3　緩下剤乱用と対策

食べられない、食べない時期が過ぎ、空腹感を感じるようになり、過食衝動が抑えられなくなると、空腹感解消のために食べ、緩下剤の利用が始まることがあります。太ることへの恐怖感から解放され安心して食べるようになり、さらに緩下剤乱用にまで進む場合もあります。

*170ページ参照。

緩下剤乱用は年少者にはほとんどみられませんが、年齢が上がるにつれみられるようになります。緩下剤の危険性についての知識不足の場合もありますが、ある程度知識があってもやめられない場合もあります。医学生や、看護師、薬剤師、医師の中にも緩下剤乱用から抜けられない方がいることから、緩下剤利用をやめるのは非常に困難ということがわかります。

緩下剤乱用が嗜癖《しへき》の域まで達していることも散見されます。ここでは、症例を通して緩下剤乱用の身体への影響、どのように離脱していくかをみていきましょう。

症例22　下剤を乱用し緊急入院となった15歳女児（中3）

夏風邪をきっかけにやせ、クラスメイトから「やせて、きれいになったね～」と言われ、食事量、水分量を減らしていきました。1年くらい経過したころから、食欲をがまんできなくなり、多量に食べるようになりました。同時に、太るのが急に怖くなり、吐くことができず、市販の緩下剤を試したところ、便がさっと出て気持ちがよくなりました。「もっと楽になりたい」とだんだん服薬量が増え、1日に50錠も飲むようになりました。

夏の暑い日に、意識朦朧《もうろう》状態で救急外来へ運び込まれ、検査で高度脱水と、低カリウム血症による電解質異常が明らかになり、緊急入院となりました。入院で、点滴によりゆっくりと脱水とカリウムの補正の治療が始まりました。同時に、心理教育的アプローチも開始されました。

低カリウムや脱水は便秘の原因であり、電解質異常、栄養状態悪化はともに浮腫の原因にもなる、緩下剤乱用は過食を誘発すると、図を用いたわかりやすいていねいな説明が担当医師や薬剤師からなされました。

その後はときどき乱用がありましたが、学校生活が充実してきた頃から、生活全体の不安も減り、乱用は減り、緩下剤も医師の処方通りに服薬しました。

〈ポイント〉学校生活の充実に伴い、緩下剤乱用も減りました。身体へ影響のわかりやすいていねいな説明を繰り返すことも必要でした。

1）心理面の問題

食事量が減ると、便秘になりやすくなります。緩下剤を利用し下痢の状態が快感で「おなかが空っぽになった」「おなかの中がきれいになった」という感じが、「食べ過ぎた」という自責の念にかられている神経性過食症患者にはほっとできる瞬間でもあります。

2）診断による差

摂食障害の診断基準（DSM-5）から判断すると、緩下剤の乱用は、神経性やせ症の過食・排泄型（AN-BP）、神経性過食症に含まれますが、やせが顕著で、身体に余裕がない神経性やせ症過食・排泄型の方が危険です。

3）基本的対策

緩下剤を始めた初期の心理社会的教育が重要です。緩下剤の飲み過ぎは、下痢、頻回のトイレ利用、脱水、電解質異常を起こすこと、とくに、カリウムの不足が生じ、便秘になりやすくなるうえ、慢性化すると筋力低下、腸の麻痺、不眠、腎障害などを起こすこと、不整脈、突然死の可能性も生じることを伝える必要があります。

救急外来などで、長く続いていた低カリウム状態を急に補正すると不整脈に陥ることもあり、注意深い慎重な補正が必要です。低カリウム状態は便秘になりやすいため、しっかり食事を摂取して、低カリウム状態から脱することで便秘も改善し、緩下剤が不要になります。緩下剤服用により脱水状態が続き、低カリウム・低ナトリウムの場合、水分摂取で一時的に浮腫が生じ、肥満恐怖が強いと水分を摂れず水分不足で便秘傾向になりふたたび緩下剤を服用するという悪循環に陥ることがあります。

悪循環から抜けられないときには、短期間の入院を利用することで、一時的に悪循環から脱することができます。入院の機会を利用した心理教育的アプローチも可能です。実際に浮腫で体重が増加しても、短期間で浮腫が改善することを自ら体験することに心理教育的な意味があります。低カリウムが続く場合は、脱水予防、ミネラル補充のため、野菜ジュース、スポーツドリンク、果物が勧められます。

4）回復への道

緩下剤から離れた人は、規則正しく十分量をゆっくり味わいながら食べること

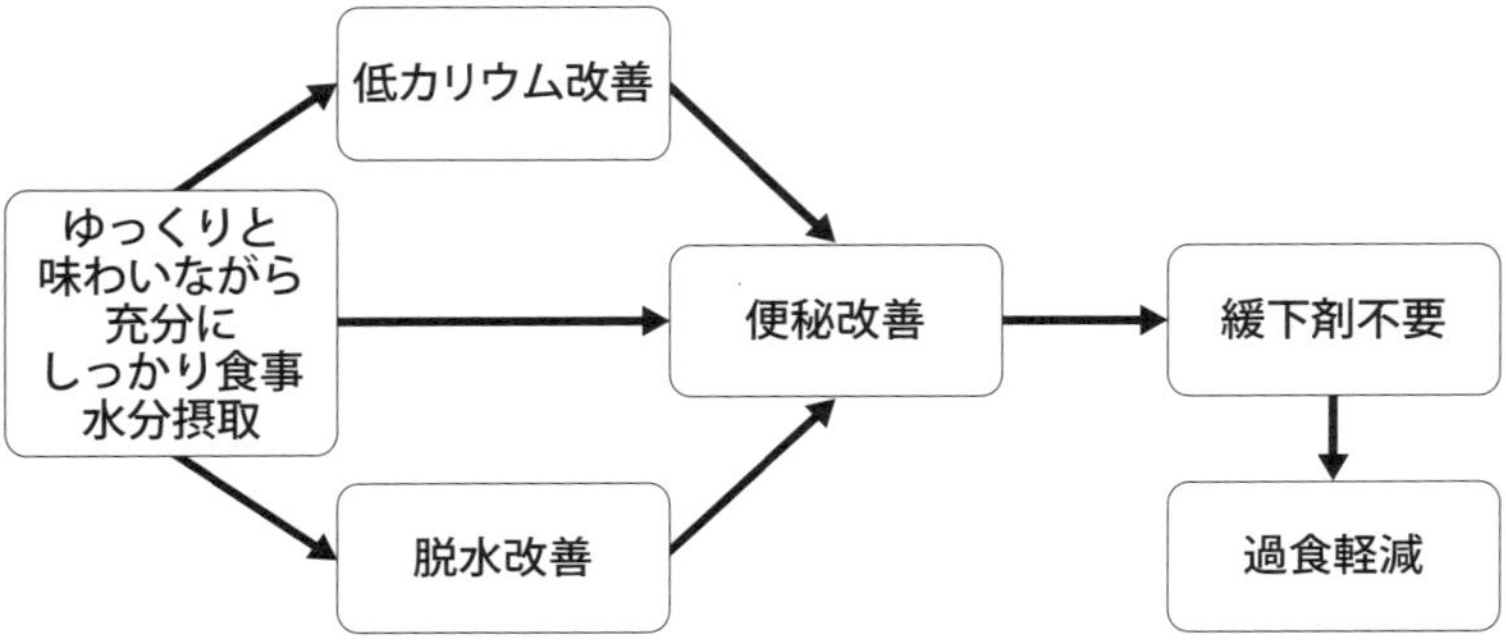

図9-3 食物・水分摂取による緩下剤からの脱却

で、便秘が改善し、緩下剤を利用しなくなることが多いようです。また、学校や職場で安定した生活を取り戻し、毎日の生活に対しての不安が減ったり、余裕ができたり自信がついてくると治まるようです。当然、体重増加への恐怖が緩和されていれば緩下剤の乱用は減ります。緩下剤乱用が身体にとってきつくなるため、仕方なくやめ、緩下剤を乱用しなくなる例もみられます。

5）小児への対応

小児科レベルでは、治療初期から、「きちっと食べられるようになれば、便秘は改善し、きれいなうんちが出るようになる」と何度も説明します。緩下剤が必要なときは、小児科主治医が処方、調整します。入院中、小児科医から適切な量の緩下剤が処方された場合は、共通理解の下、チーム医療のメンバーからも説明します。

食事量が少ない間は、便秘が続きますが、食事量が増えてくると徐々に便秘は改善し、緩下剤は不要になることが多いのです。

ときに規則正しい排便のため浣腸を使用する日を決め、処方することもあります（乱用につながることもあり、注意が必要です）。この場合も、定期的に排便するようになると経口薬に変更し、最終的には中止します。同時に乱用予防のため心理教育的に緩下剤の安全な利用方法も説明します。

6）長期乱用者への対策

中学校高学年以上になると、長期にわたって下剤乱用が治まらない人がいます。学校で倒れたり、何度も救急外来に運ばれたりすることもあります。救急外来受診を繰り返しながら、心理教育的支援ができるとよいのですが、そう簡単ではありません。支援する側も「えーっ、またか」と治療意欲が徐々に萎え、次第に型通りの診療になっていきます。

服用が嗜癖《しへき》の域に達している人は、ときどき短期間入院して下剤を利用しない生活をして、自身の生活を振り返り、調整し、ストレスコーピング*強化を心理士と共同で行います。嗜癖プログラム*を用意している病院への入院も考慮に入れた方がよいでしょう。

＊ストレスコーピング：１１５ページ参照。

＊嗜癖プログラム：アルコールや薬物依存症などに用いられるアディクション回復プログラム。

7）おわりに

緩下剤乱用に対する治療は困難で、長期にわたる支援が必要です。また、初期の対応がきわめて重要で、予防対策も常に考えておきます。

4 自傷行為と対策

1）はじめに

摂食障害とリストカットなどの自傷行為は高率に併存することが多く報告されています。厳しい食事制限の経験や過食と自傷行為が密接に関連しているといった報告もあります。自傷行為そのものは自殺企図ではないものの、中長期的な自殺の危険因子です。従って、摂食障害に伴う自傷行為は無視できない問題であり、摂食障害の治療とともに、対策を練っていく必要があります。

症例23　自傷をともなう摂食障害　15歳女児（中3）

摂食障害の治療で通院していました。摂食障害自体は回復傾向にありましたが、腹痛や頭痛などの身体症状も出現しており、母にはわかってもらえていない気持ちが強いようでした。心理士とともにフォローしていたところ、

「親にはいえないけど、実はリストカットしてる」と言うようになりました。

「食事もとれるようになり、学校でも家でも明るく振る舞ってきたけど、本当はしんどい。親は何もわかってくれない。言ってもムダ。誰にもあることよとか、世の中もっとしんどい子がいるよとか言うだけで、話はそこで終わってしまう」と本音を吐露しました。スタッフたちは本人のつらさをくみつつも、「親にはつらさを伝えた方が今後のためにいいよ」と言うと、「親にはどうしても言えない。言いたくない。しんどいのもわかってるわけない！」と険しい顔つきになりました。

「あなたの口から言えないのなら、私たちがかわりに、つらさを伝えてあげる」と提案しましたが、「無駄だから言わないでほしい」と返しました。「どうしてもしんどいときには、私の方から伝えるので言ってほしい」「ただし、伝えた方がよいと判断したときは、こちらから伝える。あなたの命を守る必要があるときはお母さんへ連絡します」と伝え、心理士とともに診療を続けていました。

ある日、「またやってしまった」と困ったような表情で語るので、腕を見るとかなり深くまだ新しい傷がありました。すぐに整形外科に治療を依頼し、「お母さんにはすぐに伝えた方がいいね」と穏やかに話すと、本人は連絡しないでくれと泣きそうな顔で言いました。「今日は伝えた方がよいと判断します。あなたは嫌だろうけど、私から話します」ときっぱりと本人に伝え、母へ電話をし、迎えにきてもらい事情を話しました。

その際母親には、「叱ったら自傷行為がエスカレートするので、しんどかったんだねと一言言って、手を握ってください」と念を押しました。母は「そこまで娘がつらい思いをしてるなんて知らなかった」と涙を流しました。

その後は、母親と毎回受診するようになりました。待合室で待つ姿も最初は他人行儀でしたが、徐々に側にぴたっと座るようになり、母にも学校でのつらさも話せるようになり、自傷行為もなくなっていきました。

〈ポイント〉つらさに気づいてもらいたいが言葉にできず自傷してしまっていたが、母がつらさをくみとり寄り添うことで改善した例です。

2）摂食障害と自傷

摂食障害の治療中に自傷行為が生じることは時に経験することですが、病状が重いとき、例えば低血糖症状で精神状態が不安定になり、自傷行為に及ぶこともあります。

重症以外のときにも、改善傾向にあるときに自傷行為がみられることもあります。摂食障害が完全寛解したときに自殺を試みることもあります。

また神経性過食症患者は体重増加を防ぐために、食事制限をすることは珍しくありません。食事制限ため、夜間に空腹で眠れなくなり、過食せずにすむように睡眠薬を多量服薬したり、強烈な過食症状に対抗するために自傷行為に及んだりすることもあります。

症例のように、「つらさに気づいてもらいたい」といった気持ちからの自傷行為もありますが、不快感情（怒り、不安、緊張、抑うつ気分、孤立感）の軽減がもっとも多い目的といわれています。この不快感情は摂食障害のときにもしばしばみられる症状です。この不快感情に気づかず食事を制限したり、制御ができなくなったりということもあります。

自傷行為の多くは「誰の助けも借りずにつらさに耐え苦痛を克服」するための孤独な対処法（心の痛み⇩身体の痛み）と理解します。摂食障害でも困っていても初期には誰にも相談せず、周りが気づかないうちに進行する例が多々あります。

家庭や教育現場では、リストカットを発見すると禁止することだけに向かいがちですが、叱責や説教のみが続くとますます周りに援助を求められなくなります。

摂食障害においては、ダイエットをやめさせようとしたり、無理やり食べさせようとしたりすることが本人の意向に反する援助となります。リストカットと摂食障害が併存すると、支援しようとしている人はますます混乱し、支援が空回りすることになります。

治療現場でも頭ごなしに「自傷では何も解決しないからやめなさい」だけでは、摂食障害の治療でも医療現場から離れようとしているのに、さらに離れてしまうことにつながります。

摂食障害と自傷を援助希求行動として受け止め、摂食障害・自傷の肯定的な面を確認し「共感」しながらも別の対策を一緒に考えていきます。エスカレートに対する「懸念」を忘れずに伝えます。良好な人間関係を結ぶことで回復することもあり、焦らず、慌てず、ねばり強く接していきたいものです。

3）自傷への対応と支援

自傷行動がある人を精神科への紹介する基準は、援助希求の乏しさ、コントロールの悪さ（感情的苦痛が強まってくると自傷に対するコントロールを失いやすい）、自傷のエスカレートという3項目のうち2項目以上が該当する場合です。

その場合、本人や家族を説得して、精神科受診を検討した方がよく、「痛みの欠落」や「自傷以外の故意に自分の健康を害する行動」のいずれかがある場合には、精神科受診を勧めた方がよいとされています（松本）。

精神科受診後も複数の支援者が必要と言われています。代替スキルの習得も勧められており、スナッピング*、香水をかぐ、紙や薄い雑誌をやぶる、氷を握りしめる、腕を赤く塗りつぶす、大声で叫ぶ、筋トレなどの刺激的代替法、焦燥や緊張、怒りといった不快感情そのものを鎮める目的のマインドフルネス呼吸法などの鎮静的な代替法が挙げられています。学校では、信頼できる職員が話を聴くだけで自傷行為は治まっていくことがあります。話ができる人、場、雰囲気は摂食障害の支援にもつながります。

4）おわりに

摂食障害に自傷行為が加わると治療者側にさらに陰性感情がわきやすいものですが、これを乗り越えて支援に向かうと、より深いところで結びつき摂食障害の治療にもつながっていきます。自傷行為の背景をしっかりつかみ、具体的対策を話し合い、実行していく道も摂食障害の回復に結びつくと考えられます。

＊スナッピング：手首に輪ゴムをはめてパチンと皮膚をはじくこと。

《コラム》　症状としての万引きへの対策

万引きは、摂食障害によくみられる症状です。摂食障害患者の実に44％が万引きの経験があるとの報告もあり、神経性過食症や神経性やせ症過食排出型に多く認められます。

しかしながら、子どもの報告はほとんどありません。ただ、発見された場合には、窃盗癖にエスカレートする前の早期発見・治療が望まれます。家族による支援を含めた多角的な治療など、多くの支援上の工夫が必要です。

「店には1人で入らないで、大人が付き添って入る↓本人、付き添いとも大丈夫と確信した後に、付き添いに外で待機してもらい、単独で入る↓店に入る前に保護者に電話かメールをする↓店から出たときのみ電話かメールする」というように段階を踏んで再発を防ぎます。

5 糖尿病を合併した症例

Ⅰ型糖尿病の若い女性患者の1割が摂食障害を合併するという報告があります。過食タイプの摂食障害に多いといわれています。Ⅰ型糖尿病を併発した摂食障害の特徴として、ほとんどの症例で、血糖コントロールは著しく不良のため、糖尿病慢性合併症の頻度も高くなります。

Insulin omission（インスリン注射の故意の省略または減量）が体重増加を防ぐために高頻度に行われ、糖尿病のコントロール不良と、摂食障害の存在が互いに悪循環をなし、治療は通常の摂食障害と比べて難しいとされています。

症例24 **糖尿病と合併した13歳女児（中1）**

8歳時に糖尿病を発症し、HbA1c7・0%前後と管理良好でした。ダイエットを開始後、肥満恐怖が強くなり、3カ月間で54kgから45kg（BMI

17・6）まで減少し、ほとんど摂食できなくなり、入院となりました。入院時、脱水、徐脈、無月経がありました。

入院2週間後の父母を交えてのミーティングでは、父は子どもの食行動をわがままと決めつけていました。このことをきっかけに、食事量が増えなくなり、食事が野菜に偏り、炭水化物と脂肪に抵抗が強く、カロリーを増やせず、夜食べると太るという意識が強くなりました。この間、両親に摂食障害と糖尿病について説明し、理解を求めました。

入院1カ月半を過ぎたある日の夜中、朝方3時に意識がはっきりせず、隣の病室のベッドの前に立っていました。翌朝、血糖値は39mg／dlでした。これを受け、方針を〈低血糖時の糖質摂取を説明〉、〈インスリン減量〉としました。インスリンを減量したことで血糖値100～200mg／dlとなり、安静度を強化し、脱水に対して点滴もしましたが、治療には協力的でした。

入院2カ月になると、父は子どもの希望が通らないときは本人の気持ちを察し、折衷案を提案しました。本人は、「肩にいた、食べるなという小さな生き物がとれた、だからごはんが食べられるようになった」と言い、その後摂食量が急増しました。

本人は、野菜中心より普通食を希望し、「アイスクリームやケーキ、チョコレートが食べたい」というようになりました。そこで、〈過食期はいずれ終わるので、本人の食べたい気持ちを大切にする〉、〈一気に食べて吐くことを覚えないように注意する〉にし、おやつは制限なく食べてもよいが、食べた量100㎉に対し、超速効型インスリンを追加注射することになりました。

その後、朝食の台車から他の子のパンをとってベッドに隠していたため、医師が本人へ確認したところ、本人は行動を認めました。このとき、医師は叱らずに、「おなかがすくのは回復している証拠だよ」と説明しました。夕食前のインスリン時に、看護師が目を離した隙に増量して注射、就寝前に低血糖を認め、チョコレートを食べてしまいました。本人と話し合い、次回から安全のため看護師の見ている前でインスリンを注射することを約束しました。

毎回のミーティングで、本人の治りたい気持ちを尊重し、摂食障害と糖尿病の両方が改善するためにはどうしたらよいか話し合い、工夫を出し合うことを続けました。2000㎉摂取できるようになり、インスリン量も一定し、血糖値も150㎎／㎗をキープできるようになり、退院しました。

6 皮膚疾患を合併した症例

皮膚症状として、背中や手足のうぶ毛密生、髪の毛の艶の消失、脱毛、肌の乾燥、低体温、吐きダコ*等が出現することがあります。このような皮膚疾患をしばしば合併する可能性があり、思春期の患者には配慮が必要で、適切な説明とねぎらいが大切です。また、長く寄り添っていくには皮膚科医や小児科医などとの密な連携が必要です。患者の自主性を尊重し、本人に合ったやり方を見つける支援を実施します。

***吐きダコ**：嘔吐の際に手や指を口の中に入れるため、指・手の甲に生じる角質増生。

症例25　神経性やせ症でアトピー性皮膚炎を合併した14歳女児（中2）

体重減少により入院となりました。入院後、摂食量が増した頃から髪が抜け出しました。本人は、「入院して食事も食べているのに……。ハゲちゃう！」と泣き出しました。アトピー性皮膚炎も悪化し、ニキビも出ていました。

最初は誰にも何も言えませんでしたが、看護師や、管理栄養士には少しずつ話すようになりました。看護師や管理栄養士は本人に対して、「ミーティングで自分の気持ちをしっかりと言おう！」と伝え、ミーティングで「バランスのとれた栄養が摂れると、古い栄養失調の髪の毛は抜けていくんだよ」、「いまは乾燥肌で、シワだらけのおばあさん肌みたいになってるよ。バランスのいい食事でつるつるのキレイな肌にしよう」と本人へ伝えました。

その後、残していたものもすべて食べるようになり、体重も順調に回復して、艶のある髪になり、肌もみずみずしくなりました。体と生活習慣について知識と自信がついた彼女は、「ニキビも青春のシンボルだから、気にしないようにしてる。アトピーもスキンケアをきちんとして、たくさん寝て、生活リズムを大切にしてるんだ」と発言するようになりました。

《コラム》　決めることが苦手な子どもたちへの支援

❶何かを決める経験の不足

摂食障害を発症し、家族になかなか言い出せない子の中には小さいときから「何かを決める経験」が少ない子が多いです。仕方なく親が代わりに決めていたことが習慣になっているのですが、本人も親も気づいていないようです。

自分で決断できるという経験を積み重ねることが大切です。ついつい子どもが決めきれないから、しびれを切らして親のほうで決めてしまって、後になって子どもは「本当はこっちを選びたかった」と言ってくることがあります。それが積み重なっていくと、「親は私のことをわかってくれない」という結果になってしまいます。「お母さんはどう思うの？」と聞かれたとしても、つい手を差しのべたい気持ちをぐっとがまんして、「あなたはどうしたい？」と聞き返すことが必要だと思います。悩んだとき、寄り添ってできるだけ本人がどうしたいのかを聴きだしていきましょう。

❷実は母の顔色をうかがっている

気をつけなければならないのは、実は子どもは母の顔色をうかがっていて、

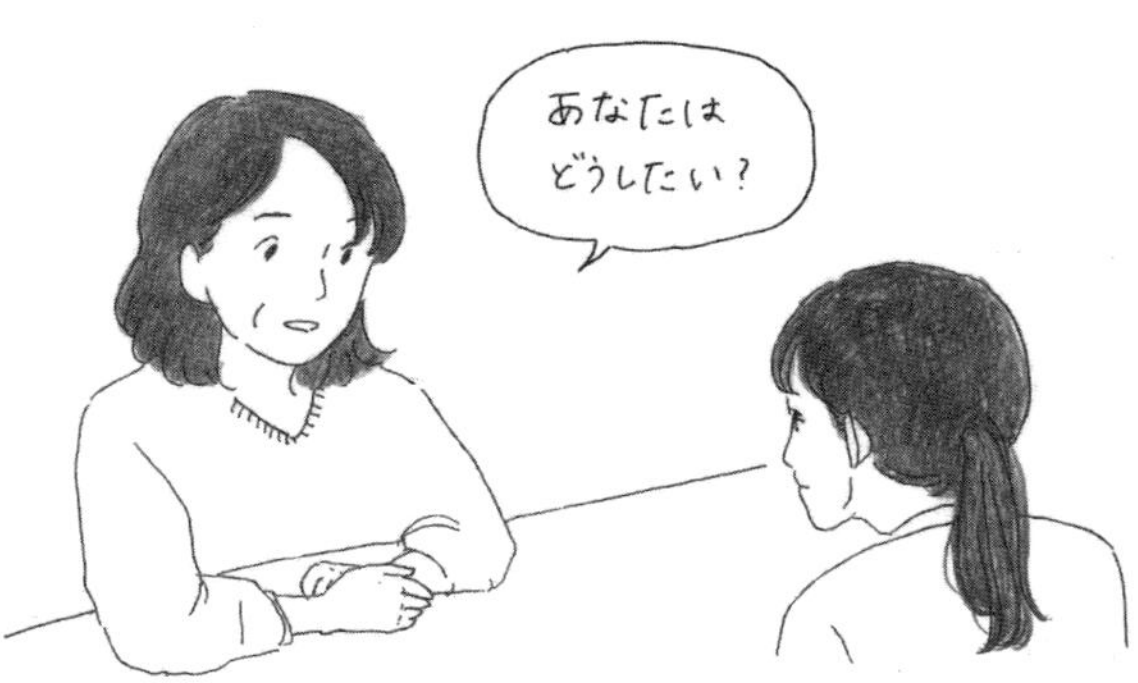

「母がしてほしいと思っていること」を察して言うことがあります。「お母さんはそれでもいいと思うけど、こっちも悪くないと思う、どう思う?」ともう一度聞いてみましょう。最終的に自分が決めるような形にリードしていくのがよいでしょう。そこにいたるまで親はそうとう辛抱が必要です。

❸自分で決めることを支援する

決めることができるようになるまで時間がかかるものなので、その時いかにそばにいる母が辛抱できるかが問題です。例えば聞こえないふりをしてみたりします。小さいことから「自分のやりたいことをしてみたら?」と軽く言い、自分で決めざるを得ない方向へ持っていきます。

決めて何かをやり始めたら、それを支えるために、「やっていこう!」という雰囲気をつくり、決めたことをほめる、決めてうまくいかなかった場合でも責めず、ねぎらう。親が辛抱して、本人が決めるのを待つ、本人が自分で決めることができるような手助けをすることが大切です。

食事が進まない間は、「なぜお母さんは決めてくれないの」とまったく自分では動こうとしない子もいるので、物事を決めるいいチャンスになります。

おわりに

摂食障害は病状が進むと一筋縄ではいかなくなります。そのため、早期発見、早期対応・支援が必要と言われてきました。また、支援には、毎日の生活の中で多くの工夫が必要です。重篤になる前に、早めに発見され、工夫された支援が開始されれば、子どもたちも家族、医療スタッフもかける労力が少なくて済みます。悪循環に陥ると、治る意味さえ失われます。

早期対応・支援のためには、周りの方々が早めに気づく必要があります。この本は、発症間近の摂食障害の子どもたちの周りにいる方々が手にとって読まれることを想定して書きました。気づきのポイントや症例など簡単に読めるところもありますので、まずそこから目を通されるのもよいかもしれません。この本を使って、少しでも早く子どもたちが摂食障害から回復するための支援がなされることを祈っています。

依頼を受けてから、診療と講演で、日曜日以外執筆の時間がなかなかとれませんでした。頼みの日曜日もあれやこれやと急用が入り、最後の詰めに数カ月を要しました。そのため、編集の齊藤暁子さんには多大なご迷惑をおかけました。この場を借りてお詫び致します。

執筆がなかなか進まない間、たかみやこころのクリニックの太田陽花、北村葉子、菊池由貴さん、養護教諭の大波由美恵、加地啓子、唐木美喜子先生、家族の協力がなかったら、本は完成しなかったでしょう。本当に助かりました。また、西神戸医療センターに在職中に小児科部長である松原康策先生、はりがや小児科の針谷秀和先生をはじめ、小児科の先生方と一緒に治療できたのは幸運でした。小児病棟スタッフの皆さんには特にお世話になりました。献身的な看護のおかげで、入院治療がスムーズに進みました。

精神科では植本雅治、磯部昌憲先生ら歴代の先生方と共に主に治療にあたりましたが、外来看護師、臨床心理士、管理栄養士、薬剤師の方々との協働は類を見ないものでした。そして、最後になりますが、摂食障害に対し一緒に闘ってくれた摂食障害の子どもたちと家族の皆さんに深く感謝致します。

この本はチーム医療、特に学校との連携を中心に執筆しております。そのため書き足りなかった点もありそうです。不備がありましたら、ご指摘、ご意見をお願い致します。

この本を書きあげる少し前に、先進的な摂食障害支援を実践して来られた生野照子先生が亡くなられました。この本を書くように勧めてくださった生野先生に本をお見せできなかったことは誠に残念ですが、なんとか完成しました。生野先生、ありがとうございました。

新型コロナウイルス感染が猛威を振るう頃、「学校と医療機関のより良い連携（54ページ）」に基づいて、全国各地で行ってきた「養護教諭のためのゲートキーパー研修会」を日本摂食障害協会のホームページから動画で視聴が可能になりました。日本摂食障害協会に感謝を申し上げます。また、養護教諭の先生方には、本書ともどもご利用くださいますようお願い申し上げます。

髙宮静男

■参考文献

《第１章》

１）日本産婦人科学会と国立科学スポーツセンターの共同調査（http://www.jsog.or.jp/news/pdf/athlete_20150911.pdf）

２）村上伸治（２００３）拒食と過食の治療―身体に注目して、こころの科学１１２：28－34

３）日本精神神経学会日本語版用語監修（監訳：髙橋三郎、大野裕）（２０１４）10食行動障害及び摂食障害群、ＤＳＭ－５精神疾患の診断・統計マニュアル、pp３２３－３４７、医学書院

４）World Health Organization：Feeding or eating disorders, The ICD-11 Classification of Mental and Behavioral Disorders,（https://icd.who.int/browse11/l-m/en#/http%3A%2F%2Fid.who.int%2Ficd%2Fentity%2F1412387537）

５）日本小児心身医学会編集（井口敏之）（２０１５）小児科医のための摂食障害診療ガイドライン、小児心身医学会ガイドライン集改訂２版（日本小児心身医学会編）、南江堂、pp１１７－２１４

６）Nicholl, D. E., Lynn R., and Vinner M. V. (2011) Childhood eating disorders: British natinal surveillance study, BrJ Psychiatry 198:295-301

７）Keiji Tasaka, Kousaku Matsubara, Shizuo Takamiya, et al (2017) Long-term follow up of hospitalized pediatric anorexia nervosa restricting type, Pediatrics International, 59: 482-489

８）永田利彦（２０１２）併存症診断（comorbidity）を摂食障害治療に役立てる、精神科治療学27：１２９３－１２９８

９）太田有美、井口敏之、小出将則ほか（２００５）摂食障害とアスペルガー障害、小児の精神と神経45：51－59

10）Hotta M, Horikawa R, Mabe H, et al (2015) Epidemiology of anorexia nervosa in Japanese adolescents, Biopsychosoc Med, Aug 14: 9-17

11）作田亮一（２０１６）子どもの摂食障害の治療　早期発見と治療のための診療体制構築、教育と医学64：１９５－２０５、慶応大学出版会

12）アニタ・タパー、ダニエル・パイン、ジェームス・レックマン（２０１８）ラター児童青年精神医学【原書第６版】、明石書店
13）Hotta M, Horikawa R, Mabe H, et al (2015) Epidemiology of anorexia nervosa in Japanese adolescents, Biopsychosoc Med, Aug 14: 9-17
14）土居あゆみ、細木瑞穂、大重恵子ほか（２００４）恐食症（Phagophobia）の治療―神経性無食欲症との比較検討―、第45回日本心身医学会学術講演会要旨集：２３９
15）Seike K, Hanazawa H, Ohtani T, et al (2016) A Questionnaire Survey of the Type of Support Required by Yogo Teachers to Effectively Manage Students Suspected of Having an Eating Disorder, Biopsychosoc Med, 10:15
16）清家かおる、中里道子、花澤寿ほか（２０１８）学校における摂食障害の児童／生徒の早期発見と支援のためのアンケート調査に関する研究、児童青年期とその近接領域59：４６１－４７３
17）安藤哲也（２０１７）エキスパートコンセンサスによる摂食障害に関する学校と医療のより良い連携のための対応指針　小学校版、中学校版、高等学校版、大学版、摂食障害に関する学校と医療のより良い連携のための対応指針作成委員会（「摂食障害情報ポータルサイト」（専門職の方）www.edportal.jp/pro、（一般の方）www.edportal.jp）
18）日本学校保健会（２０１７）健康管理プログラム、児童生徒の健康診断マニュアル　平成27年度改訂
19）日本小児心身医学会編集（井口敏之）（２０１５）小児科医のための摂食障害診療ガイドライン、小児心身医学会ガイドライン集改訂２版（編日本小児心身医学会）、南江堂、pp１１７－２１４
20）National Institute of Clinical Experience：NICE guideline、Eating disorders: recognition and treatment, 2017（nice.org.uk/guidance/ng69）
21）American Psychiatric Association (2006) Treatment of patients with eating disorders,3rd ed. Am.J.Psychiatry, 163 (7 suppl.) 4-54
22）地さき和子（２０１２）小児の摂食障害の治療：日本摂食障害学会、「摂食障害治療ガイドライン」作成委員会：摂食障害治療ガイドライン、医学書院、東京、pp１７１－１７８

23）渡邉久美、岡田あゆみ、髙宮静男監修（2018）摂食障害の子どものこころと家族ケア—保健室でできる早期介入—増補改訂版、コミュニティー家族ケア研究会
24）稲垣卓司、岡崎四方、安田英彰ほか（2007）摂食障害における小児科と精神科の連携—コンサルテーション・リエゾンの経験から—、総合病院精神医学19：325－332
25）西園マーハ文（2009）摂食障害の治療における〝連携〟の意味と方法論、末松弘行、渡邉直樹編：チーム医療としての摂食障害診療—新たな連携を求めて—、診断と治療社、pp28－34
26）渡辺俊之（2003）リエゾンカンファレンスの実際、山脇成人編：新世紀の精神科治療4「リエゾン精神医学とその治療学」、中山書店、pp308－313
27）井口敏之（2010）小児摂食障害のポイント、子どもの心とからだ19：32－35
28）林公輔、西園マーハ文（2015）APAの治療ガイドラインの紹介とわが国への適用　明日からできる摂食障害の診療Ⅰ、精神科臨床サービス15、P234－329
①）日本精神神経学会日本語版用語監修、監訳：髙橋三郎、大野裕（2014）10食行動障害及び摂食障害群、DSM－5精神疾患の診断・統計マニュアル、pp323－347、医学書院
②）佐藤康弘、福土審（2015）脳の科学から見た摂食障害、明日からできる摂食障害の診療Ⅰ、精神科臨床サービス15、P293－299

《第2章》

1）村上伸治（2003）拒食と過食の治療—身体に注目して、こころの科学112：28－34
2）髙宮静男（2015）特集＝摂食障害とそだち—Ⅰ・摂食障害治療の現在　子どもの摂食障害の治療、そだちの科学25：40－45
3）大津光寛、軍司さおり、苅部洋行、他（2019）、チューイングによって多数歯の崩壊に至った摂食障害の一例、心身医学59：560－567
4）Massimo Ammaniti, Loredana Kucarelli, Silvia Cimino et al. (2012) Feeding Disorders of Infansy: A Longitudinal Study to Middle Childhood, International Journal of Eating Disorders 45:2 272-280

《第４章》

１）Beate Herpertz-Dahlmann, et al. (2018) Outcome of childhood anorexia nervosa ｜ The results of a five- to ten-year follow-up study,Int J Eat Disord , 51:295-304

２）Keiji Tasaka, Kousaku Matsubara, Shizuo Takamiya, et al (2017) Long-term follow up of hospitalized pediatric anorexia nervosa restricting type, Pediatrics International, 59: 482-489

３）髙宮静男（２０１７）小児科から心療内科への移行―精神科指定発言者の立場から―、心身医学57：１１１８－１１２２

４）安藤哲也（２０１６）摂食障害の長期予後を決める要因、精神保健研究29：53－59

５）大波由美恵、加地啓子、服部紀代（２０１９）医療機関との連携における早期対応と学校ができる予防、子どもの心とからだ27：４８８－４９０

６）永田利彦、山下達久、山田恒他（２０１８）無視されてきたダイエットと痩せすぎの危険性―痩せすぎモデル禁止法に向けて―、精神神経学雑誌１２０：７４１－７５１

７）文部科学省：高等学校学習指導要領解説こころの健康教室サニタ各種教育資材（https://sanita-mentale.jp/material/）

《第５章》

１）稲垣卓司、岡崎四方、安田英彰ほか（２００７）摂食障害における小児科と精神科の連携―コンサルテーション・リエゾンの経験から―、総合病院精神医学19：３２５－３３２

２）山﨑透（２０１８）新訂増補版児童精神科の入院治療、抱えること、育てること：pp１８５－２１２、金剛出版

３）渡辺俊之（２００３）リエゾンカンファレンスの実際、山脇成人編：新世紀の精神科治療４「リエゾン精神医学とその治療学」、中山書店、pp３０８－３１３

４）髙宮静男、上月遙、石川慎一ほか（２０１２）内科・小児科に入院中の摂食障害患者へのリエゾン精神科医の支援、精神科治療学27：１４５９－１４６４

5）針谷秀和、岸根郁子、秋田美穂ほか（2001）小児摂食障害に対するチーム医療、神戸心身医学14：18－39
6）髙宮靜男、上月遙、石川慎一ほか（2013）特集　これからの摂食障害臨床　第2章　1．児童の摂食障害、臨床精神医学42：547－552
7）髙宮靜男（2015）特集＝摂食障害とそだち―Ⅰ・摂食障害治療の現在　子どもの摂食障害の治療、そだちの科学25：40－45
8）茨木美鶴、美坐紘子（1997）入院時の看護、チームワークの必要性、小児看護20：1773－1779
9）安田真佐枝（2015）思春期摂食障害専門病棟における看護の実際―米国カリフォルニア大学ロサンジェルス校メディカルセンターにおける臨床現場より―、心身医学55：1119－1130
10）日本小児心身医学会編集（井口敏之）（2015）小児科医のための摂食障害診療ガイドライン、小児心身医学会ガイドライン集改訂2版（編日本小児心身医学会）、南江堂、pp117－214
11）秋田美保、武部都、岡田桂子（1998）摂食障害児に対するチーム医療―管理栄養士の立場より―、子どもの心とからだ7：18－23
12）髙宮靜男、針谷秀和、大波由美恵ほか（2004）小児神経性無食欲症における養護教諭の役割、心身医学44：783－791
13）上月遙、髙宮靜男、川添文子ほか（2015）摂食障害児に対する学校での支援―アンケート調査からみた医療機関との連携―、心身医学55：424－431
14）大波由美恵、髙宮静男（2015）中学校における対応・支援、精神科臨床サービス、15：489－493
15）安藤哲也（2017）エキスパートコンセンサスによる摂食障害に関する学校と医療のより良い連携のための対応指針　小学校版、中学校版、高等学校版、大学版、摂食障害に関する学校と医療のより良い連携のための対応指針作成委員会、（「摂食障害情報ポータルサイト」［専門職の方］www.edportal.jp/pro、［一般の方］www.edportal.jp）
16）奥野昌宏、細見光一、前川恵ほか（2002）小児摂食障害チーム医療での薬剤師の役割、心身医学42：449－458

《第6章》

1）武井明、天野瑞紀（2018）摂食障害―自閉スペクトラム症と近縁性を巡って―、こころの科学200：87－92
2）Bravender.T (2017) Edutorial Attention-Deficit/Hyperactivity Disorder and Disordered Eading, Journal of Adolescent Health 61:125-126

《第7章》

1）小原千郷（2018）摂食障害の家族支援、チームで取り組む摂食障害治療・支援ガイドブック：28－29
2）永田利彦（2015）摂食障害に対するエビデンスベースな精神療法、精神科臨床サービス15：341－348
3）Lock, J., Le Grange, D., Agras, W.S., et al. (2010) Randomized clinical trial comparing family-based treatment with adolescents-focused individual therapy for adolescents with anorexia nervosa. Arch. Gen. Psychiatry, 67: 1025-1032
4）Lock,J.,　Agras, W.S. , Bryson, S., et al. (2005) A comparison of short- and long-term family therapy for adolescent anorexia nervosa. J. Am. Acad. Child adolesc. Psychiatry, 44: 632-639
5）Le Grange D, Hughes EK, Court A, et al. (2016) Randomized clinical trial of parent-focused treatment and family-based treatment for adolescent anorexia. J Am Acad Child Adolesc Psychiatry: 55:683-92
6）マリア・ガンシー、荻原かおり訳、井口敏之、岡田あゆみ監修（2019）家族の力で拒食を乗り越える、神経性やせ症の家族療法ガイド、星和書店
7）傳田健三（2008）子どもの摂食障害―拒食と過食の心理と治療―、新興医学出版社：pp122－127

《第8章》

1）髙宮静男、針谷秀和、大波由美恵ほか（2004）小児神経性無食欲症における養護教諭の役割、心身医学　44：783－791

2）上月遙、髙宮静男、川添文子ほか（2015）摂食障害児に対する学校での支援―アンケート調査からみた医療機関との連携―、心身医学55：424-431
3）加地啓子、中牟田若葉、髙宮静男（2015）小学校における対応・支援、精神科臨床サービス15：484-488
4）大波由美恵、髙宮静男（2015）中学校における対応・支援、精神科臨床サービス15：489-493
5）大西利恵、髙宮靜男（2015）高等学校における対応・支援、精神科臨床サービス15：494-498
6）渡邉久美、岡田あゆみ、髙宮静男監修（2018）摂食障害の子どものこころと家族ケア―保健室でできる早期介入―増補改訂版、コミュニティー家族ケア研究会
7）唐木美喜子、髙宮靜男、川添文子（2014）摂食障害とスポーツの関係を探る―運動部顧問、養護教諭、一般教諭を対象とした調査結果らの検討―、日本小児心身医学雑誌23、271-278

《第9章》

1）鈴木眞理（2013）4.摂食障害の身体管理、これからの摂食障害臨床、臨床精神医学42：537-545
2）唐木美喜子、髙宮靜男、川添文子（2014）摂食障害とスポーツの関係を探る―運動部顧問、養護教諭、一般教諭を対象とした調査結果らの検討―、日本小児心身医学雑誌23：271-278
3）松本俊彦（2009）自傷行為の理解と援助、日本評論社
4）松本俊彦（2014）自傷・自殺する子どもたち、合同出版
5）C. L. Birmingham, J Treasure（2011）摂食障害の身体治療（太田大介監訳）、南山堂
6）安藤哲也（2016）摂食障害の長期予後を決める要因、精神保健研究29：53-59
7）永田利彦、山下達久、山田恒他（2018）無視されてきたダイエットと痩せすぎの危険性―痩せすぎモデル禁止法に向けて―、精神神経学雑誌120：741-751

《全体を通して参考にした文献》

1. 渡邊久子編（2005）学校における予防と早期発見・介入、思春期やせ症の診断と治療ガイド、文光堂
2. 傳田健三（2008）子どもの摂食障害—拒食と過食の心理と治療—、新興医学出版社
3. 末松弘行、渡邉直樹編（2009）チーム医療としての摂食障害診療—新たな連携を求めて—、診断と治療社
4. 日本摂食障害学会、「摂食障害治療ガイドライン」作成委員会（2012）摂食障害治療ガイドライン、医学書院
5. 井口敏之（2013）小児の摂食障害診療の現状と課題、日本小児科学雑誌　119：1459-1469
6. 日本精神神経学会日本語版用語監修（監訳：髙橋三郎、大野裕）（2014）10食行動障害及び摂食障害群、DSM-5精神疾患の診断・統計マニュアル、pp323-347、医学書院
7. 日本小児心身医学会編集（井口敏之）（2015）小児科医のための摂食障害診療ガイドライン、小児心身医学会ガイドライン集改訂2版（編日本小児心身医学会）、南江堂
8. 青木省三編（2015）特集=摂食障害とそだち、日本評論社、そだちの科学25
9. 安藤哲也（2017）エキスパートコンセンサスによる摂食障害に関する学校と医療のより良い連携のための対応指針　小学校版、中学校版、高等学校版、大学版、摂食障害に関する学校と医療のより良い連携のための対応指針作成委員会、（「摂食障害情報ポータルサイト」［専門職の方］www.edportal.jp/pro）
10. 渡邊久美、岡田あゆみ、髙宮静男監修（2018）摂食障害の子どものこころと家族ケア—保健室でできる早期介入—増補改訂版、コミュニティー家族ケア研究会
11. 深井善光（2018）摂食障害—身体にすり替えられたこころの痛み—、ミネルヴァ書房
12. 松永寿人らによる特集（2018）摂食障害の今日的理解と治療Ⅰ・Ⅱ、精神科治療学33
13. R・L・パーマー（佐藤裕史訳）（2002）摂食障害者への援助—見立てと治療の手引き—、金剛出版
14. 深井善光（2018）思春期のこころと身体Q&A③　摂食障害—身体にすり替えられたこころの痛み—、ミネルヴァ書房

15. Golden et al. (2011) Psychopharmacology of Eating Disorders in Children and Adolescents, Pediatr Clin N Am 58, 121-138
16. ジャネット・トレジャー（傳田健三、北川信樹訳）（2000）拒食症サバイバルガイド、金剛出版
17. 下坂幸三編（2001）摂食障害治療のコツ、金剛出版
18. 日本摂食障害協会（2018）チームで取り組む摂食障害治療・支援ガイドブック
19. 西園マーハ文（2013）摂食障害治療最前線、NICEガイドラインを実践に活かす、中山書店
20. ウルリケ・シュミット、ジャネット・トレジャー（友竹正人、中里道子、吉岡美佐緒訳）（2007）、過食症サバイバルキット、ひと口ずつ、少しずつよくなろう、金剛出版
21. マリア・ガンシー、荻原かおり訳、井口敏之、岡田あゆみ監修（2019）家族の力で拒食を乗り越える、神経性やせ症の家族療法ガイド、星和書店

〔巻末資料〕

早期発見・支援に役立つツール

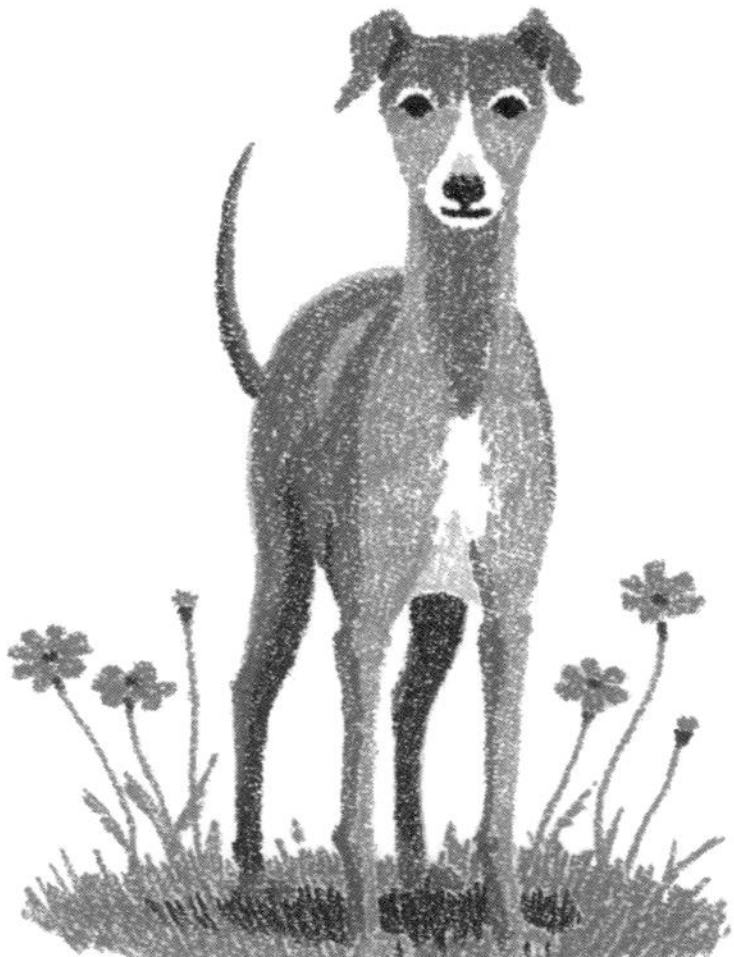

① 成長曲線

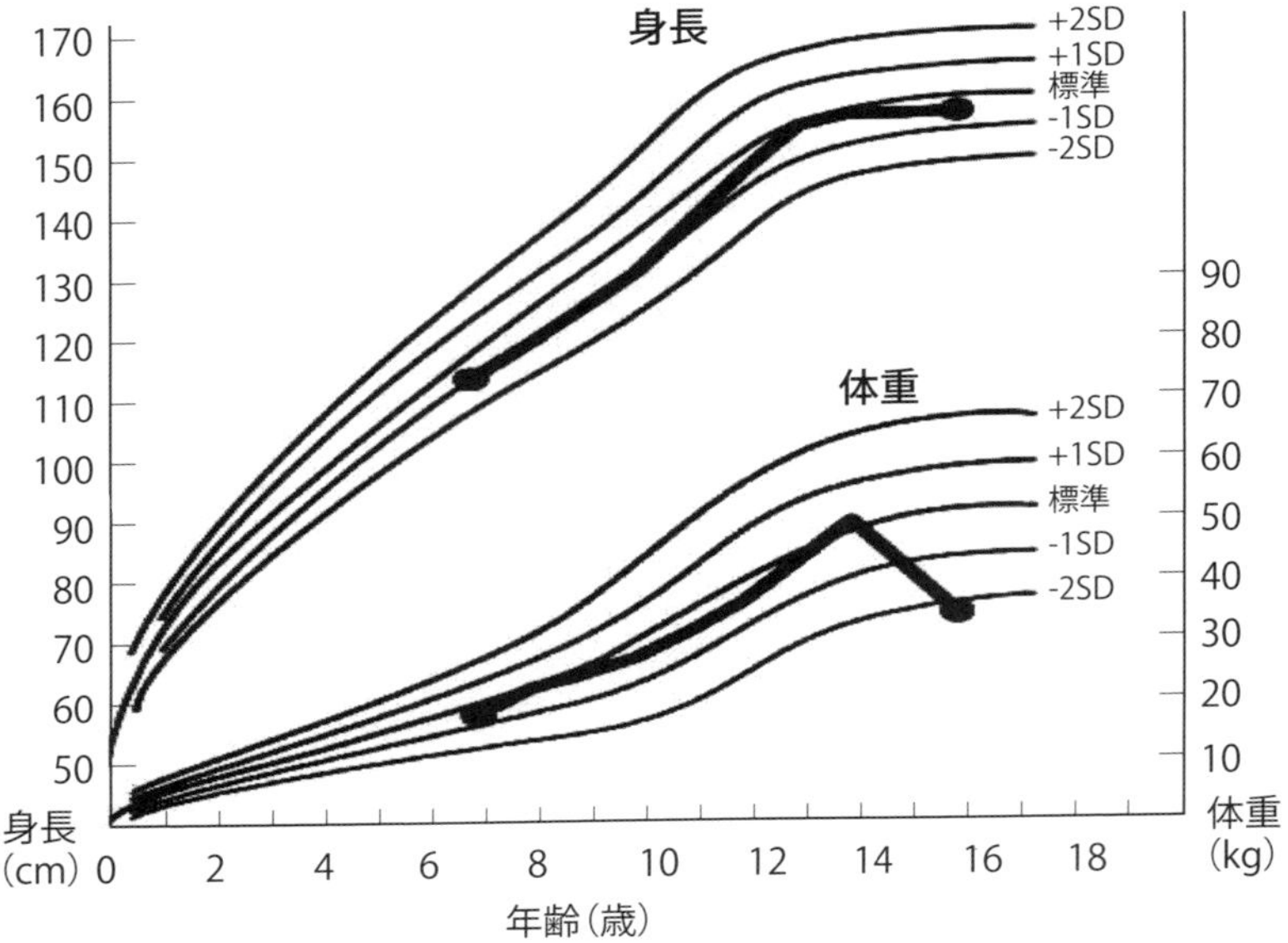

- 対象の子どもの年齢、身長、体重があてはまるところに印をつけ、記録していきます。
- ＋ 2SD ～－ 2SD のどこに位置したかで、その子の体の状態がわかります。

成長曲線は、身長や体重の変化をみるのに有効です。成長曲線を用いると、いつ頃から体重が減少したかや伸び悩んでいたかが一目瞭然です。本人、保護者へ成長曲線を見せながら身長・体重の変化を示すことで、現在の状態を示すことが可能です。

〈神経性やせ症の場合〉

自分がやせていることに無関心であったり、やせていると認めなかったりすることが多く、体型に対する感じ方に問題があります。体重の伸び率の低下は言うまでもなく、身長の伸び率も比較的早期から低下します。身長を伸ばしたい子が多い神経性やせ症には身体の病気として認識しやすくなります。

〈神経性過食症の場合〉

突然の増加が成長曲線上にみられることがあります。増減の大きさから、過食や拒食、嘔吐が明らかになることもあります。

〈回避・制限性食物摂取症の場合〉

本人がやせており、身体に問題が生じていることを知らせるのに非常に役立ちます。本人も理解しやすく、治療に協力してもらうのに有効なツールとなります。

② 子ども版 EAT26

子ども版 EAT26（日本語版）は、小学校４年生から中学校３年生までの子どもが利用できる質問紙です。保健室や診察室等で摂食障害の種類や状態を把握するために役に立ちます。神経性やせ症と回避・制限性食物摂取症の鑑別にも利用可能という報告もあります。

特に、気になるやせの子どもに対して、実施することでコミュニケーションづくりのきっかけになることも期待できます。質問紙の点数だけに注目するのではなく、本人と話し合い、本人のつらさをくみながら利用することが求められています。養護教諭に対するアンケート調査では、9割以上がわかりやすく早期発見のツール、保健室や相談室で利用可能と考えています。

実施方法（採点例）は以下に示しますが、詳しくは「対応指針」を参考にしてください。

① 質問のうち、25 番を除いた 25 項目の点数を合計する

② 下の評価に従って各項目に点数を付ける

いつも……３点

非常にひんぱん……２点

しばしば……１点

ときどき、たまに、まったくない……０点

③ 合計 75 点満点中 18 点以上あれば医療機関への相談をすすめる

〈参考〉
小児摂食障害サポートパンフ（2017）
http://www.jisinsin.jp/documents/sesshokushougai.pdf#search=%27

図18　子ども版EAT26

下のそれぞれの文について、１～６の中から、あなたにもっともよくあてはまると思うものを１つ選んで、番号に○をつけてください。

		いつも	非常にひんぱん	しばしば	ときどき	たまに	まったくない
1.	太ることがこわい	6	5	4	3	2	1
2.	おなかがすいても何も食べないようにしている	6	5	4	3	2	1
3.	食物のことをいつも考えている	6	5	4	3	2	1
4.	いったん食べ始めた後で、やめられないと思うことがある	6	5	4	3	2	1
5.	一口ずつ食べる	6	5	4	3	2	1
6.	自分が食べる食物のカロリーを知っている	6	5	4	3	2	1
7.	パン、ごはん、パスタなどは食べないようにしている	6	5	4	3	2	1
8.	他の人は、私がもっと食べたほうがいいと思っている	6	5	4	3	2	1
9.	食べたあとで、はいてしまうことがある	6	5	4	3	2	1
10.	食べたあとで、食べなければよかったと思うことがある	6	5	4	3	2	1
11.	いつもやせたいと思っている	6	5	4	3	2	1
12.	運動するときは、カロリーを使っていることを考えながらやっている	6	5	4	3	2	1
13.	他の人は、私のことをやせすぎだと思っている	6	5	4	3	2	1
14.	自分のからだのしぼうや肉が気になる	6	5	4	3	2	1
15.	他の人より食べるのに時間がかかる	6	5	4	3	2	1
16.	あまい食物は食べないようにしている	6	5	4	3	2	1
17.	ダイエット食品を食べる	6	5	4	3	2	1
18.	私の生活は食物にふりまわされている気がする	6	5	4	3	2	1
19.	食べすぎてしまうことはなく、自分で食べることをやめられる	6	5	4	3	2	1
20.	他の人が私にもっと食べるようにプレッシャーをかけていると思う	6	5	4	3	2	1
21.	食物について考えている時間が長すぎる	6	5	4	3	2	1
22.	あまい物を食べた後で、気持ちがわるくなる	6	5	4	3	2	1
23.	やせようとしてダイエットをしている	6	5	4	3	2	1
24.	おなかがすいている感じが好きだ	6	5	4	3	2	1
25.	食べたことのないカロリーの高い食物を食べてみることが好きだ	6	5	4	3	2	1
26.	食事の後で、はきそうになる	6	5	4	3	2	1

質問はこれで終わりです。ありがとうございました。

エキスパート 50%の合意	次の段階へ進む期間
-15%未満 BMI17.5 未満	3か月で改善がない場合
-15%未満＋徐脈 -20%未満 BMI17 未満	3か月で改善がない場合
-20%未満 BMI16 未満	3か月で改善がない場合
-20%未満＋徐脈	0～1か月で改善がない場合
-25%未満 成長曲線から明らかに外れる＋徐脈	0～1か月で改善がない場合

〈食行動〉

- ほとんど何も食べない
- ほとんど何も飲まない

〈身体症状〉

徐脈＜ 50/ 分、低血圧、低体温、不整脈、著しい脱水、著しい筋力低下、ふらつき転倒、強い腹痛、浮腫、低血糖症状

保健室で観察される事項
体重 40kg未満 **➡ 段階1**
体重が伸びない **➡ 段階1**
不規則な月経 **➡ 段階1**
体重5kg減少 **➡ 段階3～4**
急激な体重減少 **➡ 段階3**
成長曲線から外れる＋徐脈 **➡ 段階4～5**
月経未初来 **➡ 段階1～4**
3か月以上無月経 **➡ 段階4**

③ 体重から判断するエキスパートコンセンサス

段階	対応	エキスパート70％の合意
段階1	他の生徒より密に経過をみる	-15％未満＋徐脈 -20％未満 BMI17 未満
段階2	担任や部活動顧問と情報を共有し、見守り体制を作る	-20％未満＋徐脈 BMI16 未満
段階3	家族に連絡する	-20％未満＋徐脈 BMI15 未満
段階4	学校医に連絡や相談をする、本人や家族に受診を勧める	-25％未満＋徐脈 BMI15 未満 それまでの成長曲線から明らかに外れている
段階5	受診を強く勧める	-30％未満 BMI14 未満
段階6	緊急対応	〈体重〉 ・肥満度 -30％未満 ・体重 30kg未満 ・BMI14 未満 ・急激なやせ 〈意識レベル〉 ・意識障害

④ 紹介状の例

20××年×月×日

学校医

＿＿＿＿＿＿クリニック＿＿＿＿＿＿先生 御侍史

＿＿＿＿＿＿立＿＿＿＿＿＿中学校

養護教諭 ＿＿＿＿＿＿

学校での健康診断および保健室での健康相談から、体重の減少、肥満度の低下、心配な症状や気になる様子がありご紹介いたします。ご高診いただき、今後の対応や生活上の注意点等へのご指導をいただけますようよろしくお願いいたします。

□学年・名前　3年生 ＿＿＿＿＿＿さん

□生年月日　平成　年　月　日生まれ（15歳　か月）

□部活動　陸上部所属

□既往症　＿＿＿＿＿＿（現在治療中の疾病（歯列矯正や食物アレルギーなど）も記入する）

□発育の様子　小学生のころからやせ型で、中2の健康診断までは肥満度−13%くらいで経過していました。

□経　過　小学校からの成長曲線を同封いたします。

＿＿＿さんは、本年度の健康診断で、身長155cm、42.4kg（肥満度−15.2%）で、脈拍55と徐脈も見られました。

担任や部活動顧問が気をつけて様子をみておりましたが、昼食の量が明らかに少なく、部活動でも朝早くから一人で走っていたり、それまでとは違う行動が見られました。

保健室では1か月に1度の身体計測を行い無理はしないよう指導しました。7月に肥満度-21.1%（BMI 16.5）と改善の様子がないため、ご家族にも連絡し、夏休み中の生活について指導しました。

ご家族も理解された様子でしたが、2学期に入って身体計測を行ったところ、体重37.6kg、肥満度−25.5%とさらに低下し、皮膚の乾燥や四肢冷感も見られ、受診が必要な状態だと判断いたしました。初経は中2の10月でしたが、中3の6月以降止まっています。


8月以降、部活動は引退していますが、今後の体育の授業の参加の程度、受験勉強などにつきましてご指導いただければ幸いです。保健室では、体重、血圧測定と脈拍のチェックはできます。

医療機関と学校とで協力して治療し、これからも様子を見ていくことについては、ご本人とご家族の了解を得ております。今後どのような情報交換を行っていくかにつきましては、またご相談させていただければと思います。

よろしくお願いいたします。

⊡ シリーズ監修者

齊藤万比古（さいとう・かずひこ）

1979年7月国立国府台病院児童精神科。2003年4月国立精神・神経センター精神保健研究所児童・思春期精神保健部長。2006年5月国立精神・神経センター国府台病院リハビリテーション部長。2010年4月独立行政法人国立国際医療研究センター国府台病院精神科部門診療部長。2013年4月母子愛育会総合母子保健センター愛育病院小児精神保健科部長。日本児童青年精神医学会理事長、日本精神神経学会代議員、日本思春期青年期精神医学会運営委員。

専門は児童思春期の精神医学。長年、不登校・ひきこもりに関する臨床と研究に取り組んでいる。

編著書に『ひきこもり・不登校から抜け出す！』（日東書院　2013)、『素行障害―診断と治療のガイドライン』（金剛出版　2013)、『子どもの心の診療シリーズ１～８』（中山書店　2008～2011)、監訳書に『児童青年精神医学大事典』（西村書店　2012）など多数。

市川宏伸（いちかわ・ひろのぶ）

東京大学大学院薬学研究科修士課程修了、北海道大学医学部卒業。東京医科歯科大学神経精神科を経て、1982年より東京梅ヶ丘病院に勤務。1998年より同病院副院長、2003年より同病院院長となり、2010年より東京都立小児総合医療センター顧問。日本児童青年精神医学会監事。専門は児童精神医学、発達障害。

編著書に『発達障害―早めの気づきとその対応』（中外医学社　2012)、『AD/HDのすべてがわかる本』（講談社　2006)、『広汎性発達障害の子どもと医療』（かもがわ出版　2004)、『子どもの心の病気がわかる本』（講談社　2004）など多数。

本城秀次（ほんじょう・しゅうじ）

名古屋大学医学部精神医学教室助手、名古屋大学教育学部助教授を経て、現在、名古屋大学発達心理精神科学教育研究センター児童精神医学分野教授。医学博士。日本児童青年精神医学会常務理事、日本乳幼児医学・心理学会理事長、愛知児童青年精神医学会理事長。

専門は児童・青年精神医学。とりわけ、登校拒否、家庭内暴力、あるいは、強迫性障害、摂食障害など、神経症的問題に対して臨床的、心理療法的研究を行っている。

著訳書に『今日の児童精神科治療』（金剛出版　1996)、『乳幼児精神医学入門』（みすず書房　2011)、『子どもの発達と情緒の障害』（監修 岩崎学術出版社　2009)、コフート『自己の治癒』『自己の修復』（みすず書房　1995）ほか多数。

[著者紹介]

高宮靜男（たかみや・しずお）
たかみやこころのクリニック院長。大分県出身。1991年、神戸大医学部卒業後、神経発達症（発達障害）、小児心身症、小児摂食障害、小児がん、婦人科がん、産前産後のコンサルテーション、学校との連携などを中心に総合病院にて診療。定年退職後 2016年 8月にクリニックを開設。
日本摂食障害学会功労会員、日本心身医学会功労会員、日本摂食障害協会参与、子どものこころ専門医、日本精神神経学会指導医、日本心身医学会指導医。
著書に『学校で知っておきたい精神医学ハンドブック』星和書店（2021 年）など多数。

■組版　GALLAP
■装幀　根本真路
■装画　祖敷大輔
■挿絵　仲本りさ、Shima.

子どものこころの発達を知るシリーズ ⑨
摂食障害の子どもたち
家庭や学校で早期発見・対応するための工夫

2019 年 10 月 20 日　第 1 刷発行
2022 年　7 月 25 日　第 2 刷発行

監修者　齊藤万比古 ＋ 市川宏伸 ＋ 本城秀次
著　者　髙宮靜男
発行者　坂上美樹
発行所　合同出版株式会社
東京都小金井市関野町 1-6-10
郵便番号　184-0001
電話 042（401）2930
振替 00180-9-65422
ホームページ https://www.godo-shuppan.co.jp/
印刷・製本　新灯印刷株式会社

■刊行図書リストを無料進呈いたします。
■落丁・乱丁の際はお取り換えいたします。

ISBN978-4-7726-1396-5　NDC 370　210 × 148